essentials

essentials liefern aktuelles Wissen in konzentrierter Form. Die Essenz dessen, worauf es als „State-of-the-Art" in der gegenwärtigen Fachdiskussion oder in der Praxis ankommt. *essentials* informieren schnell, unkompliziert und verständlich

- als Einführung in ein aktuelles Thema aus Ihrem Fachgebiet
- als Einstieg in ein für Sie noch unbekanntes Themenfeld
- als Einblick, um zum Thema mitreden zu können

Die Bücher in elektronischer und gedruckter Form bringen das Expertenwissen von Springer-Fachautoren kompakt zur Darstellung. Sie sind besonders für die Nutzung als eBook auf Tablet-PCs, eBook-Readern und Smartphones geeignet. *essentials:* Wissensbausteine aus den Wirtschafts-, Sozial- und Geisteswissenschaften, aus Technik und Naturwissenschaften sowie aus Medizin, Psychologie und Gesundheitsberufen. Von renommierten Autoren aller Springer-Verlagsmarken.

Weitere Bände in der Reihe http://www.springer.com/series/13088

Florian G. Mildenberger

Sexualgeschichte

Überblick – Problemfelder – Entwicklungen

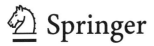 Springer

Florian G. Mildenberger
Institut für Geschichte der Medizin
Robert Bosch Stiftung
Stuttgart, Deutschland

ISSN 2197-6708   ISSN 2197-6716   (electronic)
essentials
ISBN 978-3-658-27847-2   ISBN 978-3-658-27848-9   (eBook)
https://doi.org/10.1007/978-3-658-27848-9

Die Deutsche Nationalbibliothek verzeichnet diese Publikation in der Deutschen Nationalbibliografie; detaillierte bibliografische Daten sind im Internet über http://dnb.d-nb.de abrufbar.

Springer ist ein Imprint der eingetragenen Gesellschaft Springer Fachmedien Wiesbaden GmbH und ist ein Teil von Springer Nature.
Die Anschrift der Gesellschaft ist: Abraham-Lincoln-Str. 46, 65189 Wiesbaden, Germany

Was Sie in diesem *essential* finden können

- Einen Überblick über die Geschichte der Sexualitäten von der Antike bis in die Gegenwart,
- Literaturhinweise für vertiefende Studien,
- kurze Abhandlung der Kernthemen der Sexualgeschichte.

Vorwort

Durch die Bologna-Reformen an den europäischen Universitäten in den 1990er Jahren wurden Inhalt und Vermittlungszeit in den einzelnen Studienfächern erheblich gestrafft. Anstelle des früher möglichen bzw. erwünschten *Studium Generale* in den ersten Semestern erfolgte eine erhebliche Verschulung bzw. Verdichtung des Stoffs. Die Studenten sind angehalten, große Mengen an neuen Informationen zu verarbeiten oder aber frühzeitig Schwerpunkte zu setzen. Allerdings haben die Einführungswerke, welche den Studenten eigentlich den Weg durch den Dschungel an Informationen erleichtern sollen, mit diesen Neuerungen nicht immer Schritt gehalten. Sie basieren vielfach noch immer auf der Idee, Studenten hätten genügend Zeit und Ressourcen, sich nach einer ausgiebigen Beschäftigung mit der Gesamtmaterie eines Faches selbst ein Spezialgebiet zu wählen. Besonders problematisch erweist sich die Situation bei denjenigen Forschungsgebieten, die zwar Teil vieler Fächer und Studiengänge sind, aber nicht eigenständig studiert werden können.

Die Sexualgeschichte spielt in den Naturwissenschaften ebenso eine Rolle wie in der Medizin, den Kultur-, Sozial- oder Geisteswissenschaften. Auch in die Ausbildung von Psychotherapeuten und Heilpraktikern fließt die Thematik ein. Zugleich nimmt das Sexuelle in seinen gesellschaftspolitischen Implikationen einen großen Stellenwert in der heutigen Gesellschaft ein.

Das Ziel dieses kleinen Buches ist es, das Interesse der Leser zu wecken, ihnen das Thema in seiner Relevanz nahe zu bringen und zu eigenen Forschungen zu ermuntern. Aufgabe des Werkes ist es also, als „Steinbruch" zu dienen.

Ich danke Prof. Dr. Bernd Herrmann (Göttingen), der mir den Weg zum Springer Verlag ebnete. Im Verlag danke ich Stefanie Wolf, Dr. Sabine Höschele und Dr. Angelika Schulz für Ihre vielfältige Hilfe bei der Umsetzung des Publikationsvorhabens. Weiterer Dank gilt Prof. Dr. Martin Dinges (Stuttgart) für Hinweise und Kritik.

Florian G. Mildenberger

Inhaltsverzeichnis

Einleitung

Sexualgeschichte ist ein Themengebiet, das Kenntnis in verschiedenen Teilbereichen der Wissenschaften verlangt, aber auch bietet. Grundkenntnisse der Medizin und Biologie sind hilfreich, ebenso ihrer Geschichte. Hinzu tritt die Notwendigkeit, die Geschichte verschiedener Fachrichtungen und gesellschaftlicher Phänomene zu studieren, die Sexualitäten beinhalten: Recht(sgeschichte), Archäologie, Kolonialgeschichte, Sozial- und Wirtschaftsgeschichte, Soziologie, die Sexualwissenschaft des 19./20. Jahrhunderts, die (historische) Demografie, Theologie(n), (Kultur)Ethnologie, Männlichkeit, Weiblichkeit, Gender, Spiritualität, Pornografie, Prostitution, sexuelle Minderheiten, das „Patriarchat", das unterschiedliche Leben in Städten und auf dem Lande. Sexualgeschichte ist kein abgeschlossenes Forschungsgebiet, vielmehr erweitert sich der Kosmos von Sexualitäten und ihrer Geschichte in dem Maße, in dem Gelehrte bereit sind, außerhalb ihrer eigenen Grenzen zu denken. Für mehr als ein Jahrhundert bedeutete „Geschichte der Sexualitäten" die Erforschung des sexuellen Lebens von Erwachsenen und Heranwachsenden, Männern und Frauen sowie einiger Minderheiten innerhalb westlicher Gesellschaften. Dass die im Westen entwickelten Unterscheidungsmerkmale sexueller Ausdrucksformen nicht auf der ganzen Welt gelten, wurde erst im Laufe der 1990er Jahre allmählich rezipiert – als Forscher in Indien, China, Südamerika oder gar Angehörige indigener Völker begannen, die Geschichte der Sexualität in ihren Kulturen zu erforschen und sich sukzessive von den Denkmodellen ihrer westlich geprägten Lehrer emanzipierten. Innerhalb des Westens wurde gleichzeitig bemerkt, dass zu einer sexuellen Erfolgs- und Glücksgeschichte auch Askese, Zölibat, Masturbation oder der Sex von Personen mit geistigen oder körperlichen Behinderungen zählen. Dieser Prozess ist noch lange nicht abgeschlossen. Neuerdings wird diskutiert, ob das quasi-erotische Verhältnis zwischen vereinsamten Individuen und ihren Haustieren als „Kultursodomie" bezeichnet werden soll. Die historische Erforschung der sich ab etwa

© Springer Fachmedien Wiesbaden GmbH, ein Teil von Springer Nature 2020
F. G. Mildenberger, *Sexualgeschichte,* essentials,
https://doi.org/10.1007/978-3-658-27848-9_1

1900 formierenden Sexualwissenschaft erfolgte zunächst durch die Angehörigen dieser Disziplin selbst, was insbesondere in der Zeit des Positivismus vor den 1970er Jahren zu einer relativ unkritischen Betrachtung der eigenen Geschichte beitrug. In Mitteleuropa trat noch das Problem hinzu, dass die Fachvertreter bemüht sein mussten, ihre Rolle in der Zeit des Nationalsozialismus zu kaschieren. Die sich seit den 1970er Jahren entfaltenden sexuellen Reformbewegungen betrieben eine Neubewertung der Forschungsgeschichte, neigten aber zuweilen zur Überhöhung der Rolle eigener – selbst entdeckter – Wegbereiter. Hierzulande wurde beispielsweise der Arzt Magnus Hirschfeld von der Schwulenbewegung als Präzeptor der eigenen Arbeit entdeckt und seine eugenischen Interessen dabei diskret aus der Geschichte getilgt. Amerikanische Historiker sahen großzügig über die Tatsache hinweg, dass „sexuelle Freiheit" lange ein Privileg „weißer" Männer war.

Die Erforschung der Geschichte von Sexualitäten wird gleichermaßen erschwert und auch erleichtert durch die Wandlungen, welche Gesellschaften immer wieder erfahren. Es ist daher schwer, wenn nicht gar sinnlos und unwissenschaftlich, Traditionslinien über Jahrtausende zu beschwören, erleichtert aber zugleich die Erforschung der zeitbezogenen Strömungen, sodass es nicht notwendig ist, mesopotamische Keilschriften zu beherrschen, um Sexualitäten im Altertum insgesamt zu erforschen. Jede Gesellschaft, jede Zeit, prägt ihre eigenen sexuellen Kulturen. Einflüsse aus anderen Sphären sind zwar gegeben, aber eine völlige Übernahme findet niemals statt.

Die Untersuchung historischer Gesellschaften durch heutige Gelehrte verlangt eine gewisse Quellenbasis. Kulturen ohne Schrift fallen größtenteils heraus, weil die Deutung alter Mythen in Unkenntnis der damaligen Verhältnisse sehr schwierig ist. Berichte von Zeitgenossen anderer Völker über die Nachbarn ohne Schrift bedürfen einer höchst kritischen Quellenanalyse, beispielsweise die Schilderungen römischer Autoren über die Germanen oder die Reiseberichte europäischer Entdecker über Ozeanien. Zu schriftlichen Überlieferungen kommen archäologische Artefakte: Mosaike, Gräber, Statuen, Wandzeichnungen. Erste Beschreibungen über die Regelung von Sexualität lassen sich bis in die Frühzeit der Bildung von Ackerbaugesellschaften (8500 v. Chr.) zurückführen. Von „Sexualität" als Begriff war erst zu Beginn des 19. Jahrhunderts erstmals die Rede. Zuvor wurden in den gebildeten Schichten verschiedene lateinische Ausdrücke genutzt: Eros stand für die sexuell aufgeladene Liebe, „venerem iungere" war eine höfliche Umschreibung für Geschlechtsverkehr und die sexuelle Begierde wurde „libido" genannt (dieser Begriff hat sich erhalten) (Eder 2018, S. 16).

Sexualitäten im Wandel der Zeit – Antike

Die ersten Gesellschaften mit Schriftkultur in Mesopotamien, Indien, China und in Ägypten begannen rasch, das Verhältnis der Geschlechter untereinander festen Regeln zu unterwerfen. Dies drückte sich durch Gesetzestexte, aber auch in Götterdarstellungen aus. Ehefrauen unterstanden der Kontrolle des Ehemanns, der sie seinerseits beschützen und versorgen musste. Die weibliche Jungfräulichkeit galt als schützenswertes Gut im Zweistromland, sexueller Verkehr mit Kindern war ebenso wie der Ehebruch untersagt. Das Gilgamesch-Epos oder auch die Gesetzestafeln des Hammurabi (1792–1750) geben Auskunft über Bordelle, die sich zunächst rund um Tempelanlagen befanden (Wiesner-Henks 2011, S. 27). Die religiöse Verehrung von Nutztieren war erwünscht, der sexuelle Verkehr mit ihnen verboten. Den Adeligen wurde ein Harem erlaubt, Angehörigen unterworfener Völker hingegen nicht einmal die selbstständige Eheschließung. Denn Ehen waren weit mehr als ein Bund zweier Menschen. Sie garantierten Frieden und Ausgleich zwischen Familien, beugten Krieg vor und garantierten eine friedvolle Zukunft. Daher war eine Trennung oder Scheidung mit erheblichen Komplikationen verbunden. Die großen Kulturstaaten, begründet durch Eroberung und reich an Einfluss mittels Handel, boten allerdings auch zahlreiche Freiräume, da eine völlige Kontrolle der Sexualität unnötig erschien. So finden sich in altägyptischen Überlieferungen (Papyrus Ebers) Hinweise auf Rezepte zur Empfängnisverhütung (Jütte 2003, S. 55).

Eine strenge Sexualmoral benötigten eher diejenigen Stämme, die sich einer Übernahme von außen widersetzten und den Sondercharakter der eigenen Existenz herausstellen mussten. So bildete die Kontrolle und Regelung der Sexualitäten ein wichtiges Element der Selbstverortung für eine große Gruppe von Menschen, die an der Grenze zwischen den Einflussgebieten Mesopotamiens und Ägyptens siedelten: Juden (Berger 2003; Nachama et al. 2015). Die biblischen Stämme verloren ihr Staatswesen nacheinander an beide benachbarte Großmächte, die

© Springer Fachmedien Wiesbaden GmbH, ein Teil von Springer Nature 2020
F. G. Mildenberger, *Sexualgeschichte*, essentials,
https://doi.org/10.1007/978-3-658-27848-9_2

Bevölkerung wurde größtenteils verschleppt und kam dann nach Jahrzehnten in das ursprüngliche Siedlungsgebiet zurück. Im Bemühen, sich von den Eroberern kulturell abzugrenzen, wurde in Gesetzestexten und religiösen Schriften eine detaillierte Regelung des Sexuallebens aufgestellt. Als Autorität in sexuellen Fragen galt der Rabbiner. Religiöse Führer waren meistens verheiratet. Ehen zwischen Juden und Nichtjuden waren nicht vorgesehen, die Ehe sollte sexuell erfüllend sein und war auf die Zeugung von Nachwuchs ausgerichtet. Der Coitus interruptus wurde ebenso wie Abtreibung als Sünde angesehen, Unfruchtbarkeit war ein Scheidungsgrund, Vergewaltigung wurde schwer bestraft. Inzest, Beziehungen mit geschiedenen Frauen und sexueller Verkehr während der Menstruationszeit wurden nicht geduldet. Mädchen galten mit 12 Jahren, Jungen im Alter von 13 Jahren als erwachsen. Das ideale Heiratsalter schwankte zwischen 16 und 22 Jahren. Prostitution wurde ungern gesehen, war aber nicht verboten. Homosexueller Verkehr jeder Art hingegen wurde – sofern sich Zeugen fanden – mit dem Tode bestraft. Männern war jedes „unmännliche Verhalten" untersagt. Sämtliche Regelungen bezogen sich auf Beziehungen zwischen Juden – im Falle von sexuellen Verhältnissen mit Nichtjuden oder Sklaven scheinen die Regeln lockerer gehandhabt worden zu sein, weil die Stabilität des jüdischen Gemeinwesens nicht betroffen war.

Ebenfalls um eine staatliche Sonderstellung bemüht waren die Stadt- und Kleinstaaten des antiken Griechenland. Die Polis war ein Stadtstaat mit begrenzten Ressourcen und sollte – nach Ansicht bedeutender zeitgenössischer Theoretiker wie Solon oder Platon – weder zu viele noch zu wenige Bürger aufweisen. Daher standen Philosophen und Priester gleichermaßen der Gewährung sexueller Freiräume weit positiver gegenüber als beispielsweise Rabbiner. Anhänger der Stoiker argumentierten, der Fötus sei kein vollwertiger Mensch, seine Beseitigung infolgedessen kein Mord (Jütte 1993). Einen Abgang der Leibesfrucht begünstigende Drogen waren bekannt, z. B. Helleborus (Nieswurz) oder Castoreum (Bibergeil). Den Ärzten, deren Handeln im *Corpus Hippocraticum* überliefert wurde, waren zahlreiche weitere Rezepturen geläufig. Sie bedienten sich eines Weltbildes, das auf den Ausgleich von Körpersäften abzielte. Frauen wurde unterstellt, im Gegensatz zum Mann nicht alle Säfte verarbeiten zu können, weswegen die Menstruation als notwendig angesehen wurde. Ein funktionierendes Sexualleben wurde als Teil der Herstellung von Gesundheit verstanden. Zuviel Sex jedoch münde in Wahnsinn. In den überlieferten Mythen verwandelten sich Götter häufig in Tiere und zeugten mit Menschen Nachwuchs. Sexuelle Vielfalt war im Kosmos des Olymps gegeben. Eros, der Sohn von Aphrodite und dem Kriegsgott Ares, garantierte die Fruchtbarkeit auf dem Feld und in der Familie, konnte aber auch ungezügelte Leidenschaft versinnbildlichen. In der vom Dichter Homer beschriebenen Frühzeit spielten Frauen als Kriegerinnen (Amazonen) oder Herrscherinnen eine Rolle, die ihnen in den Stadtstaaten später verwehrt wurde (Mayor 2014). Gesetzliche Regelungen legten fest, ab wann Frauen und Männer heiratsfähig waren. Die Rechte der Frau beschränkten sich auf den Haushalt, eigener materieller Besitz war Ehefrauen untersagt. Allen griechischen Staatswesen gemeinsam war die Beschränkung aller Rechte (und Pflichten) auf eine kleine Gruppe männlicher Vollbürger. Deren Erziehung war geprägt von einer speziellen Form der Homosozialität, in der ältere Männer Heranwachsende in einer ethischen Lebensweise unterrichteten. Sexuelle Aspekte spielten hinein, waren aber nicht von zentraler Bedeutung. Prostitution jeder Art wurde geduldet und auch in künstlerischen Darstellungen festgehalten. Doch gab es innerhalb der griechischen Staatswesen Unterschiede. So war das militärisch durchstrukturierte Sparta viel mehr an einer möglichst hohen Zahl an waffentragenden Vollbürgern interessiert, weswegen hier Empfängnisverhütung weit kritischer gesehen und der eheliche Sex gefördert wurde. Umgekehrt bot die spartanische Gesellschaft Töchtern und Ehefrauen von Vollbürgern tendenziell mehr Entfaltungsmöglichkeiten als der vorgeblich sexuell freiere athenische Stadtstaat mit seinen vielfältigen Vergnügungsmöglichkeiten. Der machtpolitische Gegenpart der griechischen Staatenwelt, das persische Reich gestattete seinen Bewohnern die Vielehe sowie Vergnügungen mit Sklaven. Töchter wurden als familiäre Tauschware zur Erlangung von Einfluss und Wahrung des Friedens angesehen.

Etwas anders verhielt sich die Situation im Römischen Imperium. Das Weltreich kopierte zwar aus Griechenland einen Teil des Götterhimmels und der Lebenskultur, umfasste aber erheblich größere Gebiete, weswegen der Staat auch andere sexuelle Leistungsanforderungen an seine Bürger stellte. Die Expansion des Imperiums bei gleichzeitiger Beschränkung des Bürgerrechts auf die freien Männer Italiens machte das Zeugen von Nachwuchs zur moralischen Pflicht, um die biologischen Voraussetzungen zur Kontrolle des Reiches durch die eigenen Bürger zu ermöglichen. Gleichzeitig drangen aus den unterworfenen Gebieten neue Götter und Lebensgewohnheiten nach Rom. Der Import von Sklaven beraubte die römische Unterschicht ihrer Beschäftigungsmöglichkeiten und machte einen großen Teil des mit Bürgerrecht versehenen Volkes zu Abhängigen der öffentlichen Wohlfahrt. Daher unterschieden sich spätestens ab der Kaiserzeit die sexuellen Verhältnisse innerhalb der römischen Bevölkerung zwischen Ober- und Unterschicht sowie zwischen Freien und Sklaven erheblich. Die römische Familie unterstand einem männlichen Patriarchen, doch verblieben der Ehefrau Rechte auf eigenen Besitz. Ehefrauen, nicht aber Ehemänner waren zu Treue verpflichtet. Um gleichwohl die Kontrolle über die Familie zu gewinnen, strebten Frauen der römischen Oberschicht Bildung an. Heirat war für Frauen theoretisch ab dem 12. Lebensjahr möglich, Männer mussten die „toga virilis" tragen, die gemeinhin mit dem 16. Lebensjahr verliehen wurde (Eder 2018, S. 81 f.). Die Ehe diente dem Zweck der Wahrung von Besitz. Infolgedessen war das Zeugen von Nachwuchs elementarer Teil der Beziehung, wobei römische Ärzte die Ansicht vertraten, dass Frauen ebenfalls den zur Zeugung notwendigen Samen in sich trugen und infolgedessen das sexuelle Glück notwendig für eine Familiengründung war. Ehebruch war ein schweres Delikt, das mit Verbannung geahndet werden konnte. Eheschließungen zwischen Bürgern und Prostituierten waren untersagt, eventuell aus Furcht vor der Verbreitung der Geschlechtskrankheiten, über die Dichter (Martial, Lukrez) berichteten. Diese Regeln lockerten sich erheblich im Laufe der Kaiserzeit.

Sklaven schlossen keine Ehe (conubium) sondern gingen ein „contubernium" ohne rechtlichen Charakter ein. Sexuelle Vergehen wie der Geschlechtsverkehr mit Minderjährigen oder die passive Penetration konnten mit Sklaven ausgeführt werden, da diese rechtlos waren. Hinzu trat noch in den Städten eine breite sexuelle Vergnügungskultur mit Prostituierten, gerade in den Thermen. Außerdem boten die ständigen Kriege und der Dienst der Beamten in entfernten Provinzen die Möglichkeit zu sexuellen Fluchten. Gleichzeitig gab es eine Subkultur an betont effeminierten Männern, deren Verhalten „mollitia" genannt wurde. Abtreibungen waren offiziell untersagt, doch gerade in den Unterschichten wurden entsprechende Arzneidrogen (Koloquinte, Sumach) genutzt. Hinzu kamen mit Olivenöl getränkte Tampons oder Spülungen mit einer Mischung aus Alaun und Wein sowie Schutzzauber-Amulette als Verhütungsmittel. Zugleich aber war die eheliche Treue in den materiell schlechter gestellten Schichten von großer Bedeutung, die Familie spielte hier weniger eine Rolle als Hort der Geldverwaltung denn als Rückzugsmöglichkeit und Garant für psychische und körperliche Unversehrtheit. Es gab für römische Bürger der unteren Schichten keine bessere Perspektive, weder im Diesseits noch im Jenseits. Die Aufstiegschancen waren gering, insbesondere nachdem Kaiser Caracalla in der *Constitutio Antoniana* im Jahre 212 nahezu allen freien Bürgern im römischen Reich das Bürgerrecht verliehen hatte. Die unbefriedigende materielle aber auch spirituelle Situation führte dazu, dass viele Römer aus der Unterschicht sich für Religionen zu begeistern begannen, die prinzipielle Gleichheit vor Gott sowie ein besseres Leben nach dem Tode verhießen. Hier ragte das Christentum heraus, da seine Vertreter Keuschheit mit einem gottgefälligen Leben verbanden und so einerseits einzigartige Verhaltensregeln für die Herausarbeitung einer eigenen Sonderstellung boten und Perspektiven für ein ewiges Leben offerierten. Zugleich betonten die Christen den Wert des Hausstandes als Ort der Monogamie und des Zusammenhalts (Nächstenliebe). Die Ehe diente der Fortpflanzung und galt als gottgewollt, unverheiratete Männer und Frauen konnten sich ganz dem Dienst für Gott verschreiben, ohne Vorurteile oder Benachteiligungen fürchten zu müssen. Witwen durften erneut heiraten und Familien gründen. Gott selbst war asexuell, schlief nicht mit Sterblichen und schickte gar seinen Sohn auf die Erde, um sich dort aufzuopfern. Reue und Umkehr waren für alle Sünder möglich – auch Prostituierte wie Maria Magdalena konnten in den Schoß der Kirche und der Gesellschaft aufgenommen werden. Personen, die ohne Reue sündigten, wurden hierfür entweder bereits im Diesseits, vor allem aber sicher im Jenseits durch Gott bestraft. Diese Lehre gewährte dem Volk neue Perspektiven und verschaffte interessierten Herrschern, welche die christliche Lehre instrumentalisierten, das Argument, die Ausschaltung der eigenen Gegner als göttlichen Auftrag zu kaschieren. Dies geschah erstmals durch Kaiser Konstantin. Seine Nachfolger integrierten immer mehr christliche Wertvorstellungen in den römischen Gesetzeskanon. Möglicherweise sollte eine Kontrolle des Sexuallebens das auseinanderbrechende Reich bzw. seine Eliten stabilisieren. Zunehmend wurden nun als „heidnisch" geschmähte Praktiken verworfen oder untersagt, beispielsweise Abtreibung oder der Sex unter Geschlechtsgleichen. Diese Änderung des Sexualdiskurses korrelierte mit den überkommenen Regeln, die in denjenigen Völkern und Stämmen dominierten, die mit dem Beginn der Völkerwanderung ins Römische Reich eindrangen (Jerouschek 1993). Bei diesen spielten die weibliche Jungfräulichkeit, die Überhöhung der Nachwuchszeugung und der Schutz der Ehe ebenfalls eine große Rolle. Aus dem Judentum übernahmen die Christen neben Teilen der Bibel noch das Verbot der Masturbation. Der Kirchenvater Augustinus fasste die Sexualregeln zusammen: Die Ehe diente dem Ziel, die Lust zu kanalisieren. Der Orgasmus galt ihm als Erinnerung an die Ursünde, begangen von Eva, als sie Adam den Apfel reichte. Dem Mann kam der aktive Part in der Zeugung von Nachwuchs zu, wodurch sich die Sünde in eine gute Tat verwandelte. Zugleich war die Askese eine Möglichkeit, Gott nahe zu sein.

Der Kollaps des Weströmischen Reiches im 5. Jahrhundert führte zu einem Zusammenbruch der öffentlichen Ordnung, wodurch einerseits (sexuelle) Gesetzlosigkeit begünstigt wurde und andererseits die Kirchenväter bei der Durchsetzung ihrer rigiden Normen leichtes Spiel hatten, da die verunsicherten Gläubigen feste Regeln nun leichter zu akzeptieren bereit waren. Im Oströmischen Reich vollzog sich eine ähnliche Entwicklung, hier gingen christliche und orientalische Vorstellungen eine wirkmächtige Verbindung ein, die zu einer Stärkung des sexuell kontrollierten Mannes gegenüber den Frauen führte. Prostitution und sexuelle Variationen wurden zunehmend kriminalisiert und Ehefrauen konnten sich von Männern scheiden lassen, die mit Huren verkehrten. Umgekehrt wurde für Ehefrauen im Byzantinischen Reich der Schleier eingeführt, den Frauen ein öffentliches Leben zunehmend verunmöglicht. Die Ehescheidung wurde für beide Seiten erschwert, den Männern das Ideal der sexuellen Selbstdisziplin verordnet, was in deutlichem

Gegensatz zur heidnischen Welt der stets ausgeübten sexuellen Potenz – analog zu den Göttern des Olymp – stand. Eine Sonderrolle nahmen in der spätantiken Welt das Reich der Parther bzw. das neupersische Reich ein. Die persischen Herrscher gestatteten die Ehe zwischen nahen Verwandten, erlaubten die Vielehe und den Sex mit Sklaven, schränkten aber die Möglichkeiten der öffentlichen Prostitution ein (Floor 2008, S. 12).

Sexualitäten im europäischen Mittelalter

3

In den sich nach Ende der Völkerwanderung formierenden christlichen Ländern Mitteleuropas wurden die im spätrömischen Reich formulierten Glaubens- und Lehrsätze weiter perfektioniert. Der Ausschluss der meisten Menschen von Alphabetisierung oder anderen Bildungschancen verunmöglichte für lange Zeit eine Destabilisierung der normativen sexuellen Ordnung von innen heraus. Überlieferungen aus dem Mittelalter, in denen Sexualbeziehungen erwähnt werden, wurden von Mönchen, wenigen Dichtern und einigen Schriftgelehrten verfasst. In der Literatur des Mittelalters dominierte die Liebe auf den ersten Blick, die vom Mann ausging (Verdon 2011). Er umwarb die Frau, überzeugte mit Tugend, Macht und Geld, doch Sex gab es – zumindest in der literarischen Theorie – erst nach dem Eheschluss. Ausdrücklich wurde stets vor Ausschweifungen gewarnt. Der ideale Mann und die ideale Frau waren nicht übergewichtig, masturbierten nicht, beim Sex lag der Mann oben und das Ziel war stets die Fortpflanzung. Aus Sicht der Kirchenväter war der menschliche Samen etwas Schmutziges, aus dem nur dann etwas Gutes sich entwickeln konnte, wenn er ohne zu viel Lust durch zwei tugendhafte Christen zu einem höheren Zwecke eingesetzt wurde. „Doggy Style" war ausdrücklich verboten, Sex während der Menstruation und der Schwangerschaft ohnehin. Der Ehebruch war sowohl ein staatliches als auch ein religiöses Delikt. Der Mann galt der Frau in jeder Hinsicht überlegen, durfte daher auch über ihre Tugend wachen. Nur keusche Frauen, die sich ganz dem Glauben widmeten, standen mit Männern auf einer Ebene, d. h. Nonnen oder Matronen, die sich der Armenspeisung widmeten („amicitia"). Der kirchliche Zölibat garantierte die beständige Weiterentwicklung einer geistigen Elite, deren Ränge nicht innerhalb einer Familie vererbt werden konnten. Jede Form von sexueller Abweichung wurde unnachgiebig verfolgt, die Betroffenen öffentlich gedemütigt. Um den sexualpolitischen Leistungsanforderungen zu entsprechen,

© Springer Fachmedien Wiesbaden GmbH, ein Teil von Springer Nature 2020
F. G. Mildenberger, *Sexualgeschichte*, essentials,
https://doi.org/10.1007/978-3-658-27848-9_3

durfte es Schwangerschaften ausschließlich in der Ehe geben, weil sonst der Verdacht der zu offensichtlichen Lustbefriedigung gegeben war. Umgekehrt mussten Männer potent sein. Daher gab es eine aus antiken Quellen gespeiste und von den zölibatär lebenden Mönchen weitergegebene weit verbreitete Liebesmystik und Phytotherapie. Petersilie, Alraune oder Bilsenkraut wurden verabreicht. Gleichzeitig wurde jede Hilfe bei Empfängnisverhütung oder gar Abtreibung als Totschlag gewertet.

Im Kontext der Kreuzzüge und der gleichzeitig sich entfaltenden städtischen Kulturen im Abendland gelangten ab 1200 neue Erkenntnisse über sexuelle Verhaltensweisen, Drogen oder Fluchtmöglichkeiten nach Mitteleuropa. So entfaltete sich die Subkultur der Badestuben, in denen vorgeblich Reinlichkeit geübt wurde, jedoch sich eher eine Vergnügungskultur entfaltete (Ballhaus 2009, S. 147). Hinzu kamen häretische Bewegungen, in denen ein entkrampftes Verhältnis zur Sexualität propagiert wurde (Katharer). Die Kirchenväter – beispielsweise Thomas v. Aquin – reagierten mit einer Verschärfung der Strafdrohungen und einer Ausweitung des Katalogs unzüchtiger Handlungen. Empfängnisverhütung unter Nutzung von Drogen wurde als heidnisches Kulturgut verworfen. Gleichwohl zeigen Urkunden und Strafakten aus der zweiten Hälfte des 13. Jahrhunderts, dass es in größeren Städten wie Straßburg, Hamburg, Basel, Paris, Mailand, Prag oder London mehr oder weniger geduldete Bordelle oder Vergnügungsbezirke gab. Die Stadtväter betonten die Notwendigkeit von entsprechenden Angeboten, um sexuelle Übergriffe innerhalb der Stadtmauern verhindern zu können. Kleiderordnungen und die Begrenzung auf bestimmte Stadtviertel sollten eine Kontrolle ermöglichen. Innerhalb der einzelnen Bevölkerungsschichten wurde eine gewisse Liberalisierung zugestanden, aber Adelige, die mit Frauen von niederem Stand verkehrten, erfuhren gesellschaftliche Ächtung (Phillips und Reay 2011, S. 42). Auch galten die Sonderrechte exklusiv für Männer. Wenn eine Frau sich als Mann kleidete und mithilfe eines Dildos gar die sexuell aktive Rolle einnahm wie die 1295 in Bologna verhaftete „Bertolina", so wurde sie umgehend und öffentlichkeitswirksam bestraft (Lansing 2005, S. 111). Weltliche und geistliche Machthaber behielten sich das Recht vor, mit der Unterstellung sexueller Delikte Politik zu betreiben. So spielte die vom französischen König 1307 geäußerte Behauptung, der Templerorden sei eine Vereinigung sündhafter Homosexueller, eine wichtige Rolle bei der Zerschlagung des mächtigen Ordens.

Auf dem Land oblag den Grundherren die faktische Kontrolle des Sexuallebens der Bauern. Hier herrschte eine dichte Sozialkontrolle und zugleich prallten die Furcht vor Überbevölkerung und die Notwendigkeit einer großen Zahl von Arbeitskräften aufeinander. Die Flucht in die Siedlungsprojekte (Preußen) oder in die Städte diente als Ventil.

In der Medizin des Hochmittelalters gab es nur wenige Erkenntnisse über den weiblichen Unterleib, Zeugung oder auch die Möglichkeiten zum Gebrauch des Penis. Sektionen wurden sporadisch ab dem 13. Jahrhundert in Bologna durchgeführt. Ansonsten dominierten humoralpathologische Konzepte, wonach Frauen in ihrem Temperament als lustbetont, aber auch kalt oder feucht galten, während Männer vernunftgeleitet und „trocken" genannt wurden, d. h. sie litten nicht an überschäumendem Temperament. Die Unkenntnis der Medizin über Krankheiten und das Festhalten an überkommenen Theoriekonzepten sollten mit verantwortlich sein für die schwere Krise des christlichen Abendlandes, die durch den Ausbruch des „Schwarzen Todes" (Pest) ab 1347 ausgelöst wurde. Die Unklarheit der Übertragungswege und die deutlich sichtbaren Krankheitszeichen (Eiterbeulen, Fieber) ließen die sozialen Kontaktwege der Menschen zusammenbrechen. Etwa 20 Mio. Menschen – ein Drittel der europäischen Gesamtbevölkerung – wurde innerhalb weniger Jahre dahingerafft. Das Versagen der weltlichen und geistlichen Obrigkeit sowie die Verknappung von Ressourcen führten zu einem Vertrauensverlust der breiten Masse gegenüber den Eliten. Es kam zu einer Vielzahl an häretischen Bewegungen, worauf die Kirche mit der verstärkten Durchführung der Inquisition reagierte. Priester wirkten als Ankläger und Gutachter an weltlichen Gerichten mit und sorgten für drakonische Strafen im Falle von gleichgeschlechtlichen Aktivitäten. Doch gab es auch selbstbewusste Hansestädte, die sich einer kirchlichen Beteiligung an weltlichen Gerichten verschlossen, z. B. Brügge oder Gent. In Ober- und Mittelitalien konnte sich eine wirtschaftlich erfolgreiche Elite in Stadtstaaten organisieren, die in bewusster Abgrenzung von der machtorientierten Kirche die Wiederentdeckung und Nutzung antiken Wissens förderten. Hierzu gehörten Texte über sexuelle Lust und die Möglichkeiten, diese auszuleben. Diese Rezeption begünstigte, neben einer Vielzahl innerkirchlicher Krisen (z. B. die Phase mit mehreren Päpsten), die Hinterfragung bestehender Ordnungen.

Ein Anzeichen für einen gesamtgesellschaftlichen Wandel stellt der Wandel hin zur Kleinfamilie dar: die Menschen begannen anstelle einer großen Gemeinde, in der jeder jeden kontrollieren konnte, den Rückzug ins Private mit reduzierter Kinderzahl und gestiegenem Heiratsalter zu vollziehen. Die Unmöglichkeit der Scheidung förderte die Entstehung von Konkubinaten, das Verbot der Empfängnisverhütung begünstigte den Kindesmord oder die Einnahme von Drogen, was wiederum weltliche und geistliche Verfolger gleichermaßen auf den Plan rief. Die zahlreichen militärischen Konflikte des Spätmittelalters ließen eine weitere Problematik offenkundig werden: Geschlechtskrankheiten traten vermehrt auf. Ihre Symptome (Flecken auf der Haut, Ausfluss) stigmatisierten die Betroffenen. Ärztliche Abhilfe war nicht gegeben: weder Aderlässe noch Luftveränderung konnten helfen. Um die Kleinfamilie attraktiv zu halten, begannen Ärzte und Kräuterheilkundige – gestützt auf wiederentdeckte alte Quellen – Arzneien und Kuren anzubieten, die der sexuellen Lustbefriedigung großen Raum gewährten. Dies widersprach den Vorstellungen der Kirche, deren Ansehen jedoch aufgrund der Verfehlungen der Geistlichen litt. So spielten priesterliche Konkubinate eine große Rolle bei den Diskussionen auf den Konzilien in Konstanz (1414–1418) und Basel (1431–1449). Zugleich verfiel die weltliche Macht in Mitteleuropa bzw. Italien durch die Schwäche des Kaisertums.

Die zunehmende Verbreitung von Wissen durch die Erfindung des Buchdrucks, die Verbesserung der Handelswege und das Entstehen einer bildungshungrigen und materiell erfolgreichen neuen städtischen Schicht führte zu einer schleichenden Erosion der ideellen, aber auch sexualpolitischen Weltordnung. Diese ging einher mit einer Veränderung der Produktionsprozesse, dem vermehrten Import von Luxuswaren, der Einführung des Geldgebrauchs anstelle des Warentauschs und der damit verbundenen Entmachtung oder Verarmung zuvor bedeutsamer Teilen der Bevölkerung. Die Erfindung des Schießpulvers und der Bedeutungsverlust der Ritterheere zugunsten angeheuerter Söldner veränderte das Machtgefüge innerhalb der Staaten. Gegen diese Entwicklungen und ihre Folgen regte sich Widerstand und seine Protagonisten nutzten als Begründung für ihren Wunsch nach der Rückkehr zu geordneten Verhältnissen häufig die angebliche Sittenlosigkeit der Profiteure der Auflösung alter Ordnungen. Am bekanntesten ist hier der Florentiner Prediger Savonarola, der glaubte, durch rigorose Strafen für sexuelle Verfehlungen ein neues Reich Gottes auf Erden schaffen zu können. Doch die verlorengegangene Attraktivität des Jenseits aufgrund der Chancen auf Luxus im Diesseits einerseits und die einfache Möglichkeit, alle Sünden durch Beichte oder Ablass zu begleichen und so auch ohne ein gottesfürchtiges Leben ins Paradies eintreten zu können, machte eine Renaissance des mittelalterlichen Kontrollsystems im Katholizismus unmöglich. Auch profitierten zu viele Menschen von einer Auflösung der alten Herrschaftsordnung.

Von der Renaissance bis ins 19. Jahrhundert

4

Die Entdeckung Amerikas (1492), der Verlust Konstantinopels an das Osmanische Reich (1453), die Entstehung neuer Akademien und Ausbildungsmöglichkeiten in den Großstädten sowie das Versagen der geistlichen und weltlichen Eliten bei der Sicherung der öffentlichen und materiellen Ordnung begünstigten zu Beginn des 16. Jahrhunderts eine grundsätzliche Hinterfragung der bestehenden Welt. Die von dem Mönch Martin Luther 1517 begonnene Reformation leitete ihre Legitimation entscheidend davon ab, das Diesseits neu zu ordnen, um so vorab definieren zu können, wer das ewige Glück im Jenseits erlangen könnte. Dazu gehörte untrennbar eine Neuregelung der sexuellen Verhältnisse und Beziehungen sowie der Möglichkeiten, diese auszuleben (Crawford 2007, S. 27 f.). Luther schaffte den Zölibat für die Priester mit der Begründung ab, dass die Ehe der beste Garant für ein gottesfürchtiges Leben sei. Die Beseitigung des Ablasshandels und die Aufkündigung der Loyalität zum Papst verkleinerten den Kreis derjenigen Christen, die auf den Eintritt ins Paradies hoffen durften. Zusätzlich wurde den Protestanten eine strikte Sexualmoral verordnet. Der Besuch von Bordellen sowie deren Existenz wurde in protestantischen Territorien untersagt, Sex außerhalb der Ehe mit schweren Strafen belegt und die Frauen unter die sexuelle Kontrolle der Männer gestellt. Die Strafen und Regeln begünstigten, wenn auch ungewollt, eine stärkere Auseinandersetzung mit dem Thema Sexualität innerhalb der Bevölkerung. Zugleich aber wurden den Protestanten der wirtschaftliche Erfolg im Diesseits und das Führen einer glücklichen Ehe als gottgefälliges Handeln angerechnet. Für Arme und Verbrecher wurden neue Gefängnisse und Besserungsanstalten angelegt. Der Schlüssel zu einem guten Leben war nicht mehr die gelegentliche Buße oder die Achtung überkommener Autoritäten, sondern permanente Selbstkritik und Weiterqualifikation, um so Gott im Diesseits besser dienen zu können. Den neuen protestantischen Landesherren aber war unbedingter Gehorsam zu

F. G. Mildenberger, *Sexualgeschichte*, essentials,
https://doi.org/10.1007/978-3-658-27848-9_4

13

leisten, da diese weltliche und geistliche Autorität vereinten. Die Förderung einer sozialen Revolte lag Luther und seinen Anhängern fern, wie sich insbesondere bei den Bauernaufständen zeigen sollte.

Die sexuelle Reinheit von Familie, Gemeinde und Staat spielte als Abgrenzung zum Katholizismus eine entscheidende Rolle. Die Katholische Kirche reagierte auf dem Konzil von Trient (1545–1563) und mit dem nachfolgenden „Catechismus Romanus" (1566) mit einer Überhöhung der Jungfrau Maria als neuer zentraler Figur der Verehrung. Der Jesuitenorden ergänzte die desavouierte bisherige Priesterschaft, die zur Einhaltung des Zölibats verpflichtet wurde. Er organisierte die Gründung von „Sodalitäten" (Männervereine), die über die Sittlichkeit der Mitglieder und der Gemeinde im quasi-Auftrag der Gottesmutter wachten. Das Sakrament der Ehe wurde gestärkt, der Frau aber auch mehr Rechte eingeräumt. Zugleich sah sich die Kirche auf die Rolle der geistlichen Führung beschränkt. Kaiser Karl V hatte 1532 mit der *Constitutio Criminalis Carolina* eine weltliche Strafprozessordnung erlassen, die drakonische Strafen für Ehebruch, homosexuellen Geschlechtsverkehr, Prostitution oder Sex mit Abhängigen vorsah. Die Vollstreckung der Gesetze oblag lokalen Behörden, wobei diese damit jedoch völlig überfordert waren. So kam der Sozialkontrolle durch Nachbarn oder die Familien entscheidende Bedeutung zu, die entweder vorehelichen Sex auf freiwilliger Grundlage billigten oder dagegen einschritten. Ähnlich verhielt es sich bei Abtreibung oder Verhütung. Die ab 1550 erlassenen Medizinal- und Apothekerordnungen verboten den Verkauf entsprechender Arzneien. Im Gefolge von Kriegen, Hungersnöten oder Seuchen wurden die strengen Gesetze meist nicht beachtet, jedoch in der Folgezeit umso strenger gehandhabt. Protestantische und katholische Behörden waren bemüht, Konkurrenz in der heilkundlichen, sozialen und seelsorgerischen Betreuung der Untertanen auszuschließen und im Rahmen dieses Vorgangs von künftigen Eigeninitiativen abzuschrecken. Infolgedessen wurden zum Einen in den jeweiligen Territorien nur eine Religion geduldet und zum Anderen unter dem Label der „Hexenprozesse" öffentlichkeitswirksam Kampagnen zur Beseitigung von lokalen Konkurrenzautoritäten eingeleitet (Roper 2007). Der Besitz der „Hexer" oder „Hexen" fiel an diejenigen, die sich bei der Verfolgung hervortaten. In ganz Europa wurden bis etwa 1750 60.000 Personen hingerichtet.

Ein Beispiel für die verschiedenen Anstrengungen zur Sexualkontrolle war das englische Königreich, das nach religiösen Schismen, Streit zwischen Parlament und König und schließlich einem Bürgerkrieg 1649 bis 1660 von einer Tugenddiktatur der Puritaner beherrscht wurde (Dabhoiwala 2014). Diese verboten Glücksspiel, Alkoholkonsum in der Öffentlichkeit, Prostitution und jede Form von sexueller Betätigung abseits der Ehe. Abtreibung und Kindsmord wurden rigoros verfolgt, wozu ein das ganze Land erfassendes System von Spitzeln aufgebaut wurde. Vor den Gerichten bedurfte es keiner Beweise, der Verdacht – geäußert durch Puritaner – genügte für eine Verurteilung. Es folgten öffentliche Demütigungen der Angeklagten, Pranger, Verlust des Eigentums, Hinrichtung oder Deportation. Der Verstoß gegen die sexuelle Ordnung wurde nämlich als Verbrechen gegen die göttlichen Vorgaben gesehen, die Demütigung in der Öffentlichkeit sollte abschrecken und zugleich die Gemeinde insgesamt reinigen. Auch wenn die Puritaner ein Extrembeispiel darstellen, so verhielt es sich in der Vollstreckung der sexuellen Ordnung in Göttingen, München, Genf oder Lyon nicht viel anders als in London oder Cambridge. Dafür sorgten u. a. die religiösen Laienvereine.

Die Restauration der englischen Monarchie 1660 ging einher mit der Wieder-herstellung der weltlichen Gerichte, der Entmachtung der Puritaner und zugleich einem wirtschaftlichen Aufschwung, der wiederum die Verstädterung begünstigte. Bordelle und Vergnügungslokale wurden lizenziert. Anstelle der staatlichen Kon-trolle bildeten sich Tugendgesellschaften, die Spitzel beschäftigten, zweifelhafte Lokale in Brand steckten oder die Besitzer verklagten. Doch alsbald zeigte sich, dass Richter Beweise forderten und die Anmaßung der privaten Tugendwächter, das staatliche Gewaltmonopol für sich in Anspruch zu nehmen, nicht duldeten. Gedanken des Naturrechts begannen ab 1700 die Rechtsphilosophie zu beein-flussen, was die Position der Sittenwächter nachhaltig schwächte. Das „Laster" wurde als Teil des Lebens begriffen. Zugleich erwiesen sich Bordellwirte oder Veranstalter von Saufgelagen als gute Steuerzahler, weshalb das Interesse der staatlichen Bürokratie an ihrer Verfolgung immer mehr erlahmte. Der Einfluss der Religion nahm gesamtgesellschaftlich ab, da im Zuge des wirtschaftlichen Aufschwungs und der allmählichen Industrialisierung breite Volksschichten ihre bisherigen Wohnorte verließen und sich in Großstädten ansiedelten. Dort herrsch-ten die Würde der Menschen konterkarierende Wohn- und Lebensbedingungen, gegen die sich die Kirche als machtlos erwies. Der Staat beschränkte sich auf die Verfolgung derjenigen sexuellen Variationen, die der öffentlichen Ord-nung zu sehr zuwiderliefen oder den Nachschub an Arbeitskräften behinderten: Homosexualität und Abtreibung/Kindesmord. In mehrere Länder betreffenden Wellen wurden *Sodomiten* (homosexuelle Männer) verhaftet, aber nicht mehr hingerichtet, sondern mit Zuchthaus bestraft (Hekma 2000, S. 213). Zugleich aber bildeten sich in den Großstädten neue homosoziale Subkulturen heraus, deren Angehörige in England *mollies* genannt wurden. Ärzte perfektionierten die Schwangerschaftsdiagnostik und mahnten an, dass unverheiratete Frauen, die schwanger wurden, nicht automatisch als „Huren", sondern eher als ver-führte Opfer angesehen werden sollten. Im Laufe des 18. Jahrhunderts stieg in ganze Europa die Zahl der illegitimen Geburten – insbesondere im Falle abhängig beschäftigter Frauen – stark an, was auf ein allmähliches Aufweichen oder Zusammenbrechen der religiösen und weltlichen Sozialkontrolle schließen lässt. Die wirtschaftlich erfolgreiche Elite bzw. der traditionell einflussreiche Hochadel nahmen sich sexuelle Rechte heraus, die der überkommenen Ordnung widersprachen: Ehebruch, Prostitution, Mätressen. Diese Lebensweise ließ sich nicht mehr als göttliche Ordnung bezeichnen, weder im Protestantismus noch im Katholizismus. Ikonografische Bedeutung erlangte der 1748 publizierte Roman „Fanny Hill" von John Cleland, in dem u. a. der weibliche Orgasmus detailliert geschildert wurde (Jagose 2007).

Der größer werdende sexuelle Markt, an dem immer mehr Menschen partizipieren konnten, der Verlust von Kindheit und Jugend durch frühzeitige Einbindung in den Arbeitsprozess oder Kriegsdienst und der Kontrollverlust der Religionsgemeinschaften ließen ab der zweiten Hälfte des 18. Jahrhunderts eine Bewegung entstehen, die die sexuelle Kontrolle zumindest bis zum Erwachsenenalter wieder einführen wollte. Pädagogen beschworen nun die Gefahr, die von der Onanie ausgehe. Die frühzeitige sexuelle Betätigung wurde als Ausdruck eines gemeinschaftsschädlichen Verhaltens gesehen, das junge Menschen für die Ideale ihrer Elterngeneration unempfänglich machte. Anstatt an religiöse Empfindungen zu appellieren wurden medizinische Argumente ins Feld geführt: Die Onanie führe zu Vereinsamung, begünstige die Entstehung von tödlichen Krankheiten und mache unempfänglich für eheliche Vergnügungen. Priester beteiligten sich an den Kampagnen, denn aus ihrer Sicht bedeutete Masturbation nicht weniger als die Selbstüberhöhung des Menschen zum Schöpfer und Herrn über den Samen, über dessen Verwendung er selbst entschied – im Prinzip also Gotteslästerung (Laqueur 2004). Parallel entfachten Pädagogen Kampagnen zur Verhinderung von Kindstötungen und förderten den Ausbau von Waisenhäusern und Anstalten zur Wiedereingliederung von Prostituierten in den Arbeitsprozess (Magdalenenheime). Ziel war stets, die bestehende Ordnung der Trennung der Stände, Einkommen, Privilegien und Bestrafungen aufrecht zu erhalten. Doch medizinisch-naturwissenschaftliche Argumente wurden auch in anderer Hinsicht verbreitet. So behauptete der Ökonom Thomas R. Malthus 1798, dass die Produktion von Nahrungsmitteln nicht mit dem zunehmenden Bevölkerungswachstum schritthalte, weswegen eine staatlich organisierte Sexual- und Geburtenkontrolle notwendig sei (Jütte 2003, S. 27).

Die Französische Revolution und ihre Auswirkungen auf Europa beinhalteten neben der Bauernbefreiung auch die Nivellierung der ständischen Rechtspraxis und die Einführung von Bürgerrechten für alle Einwohner eines Landes. Die drakonischen Strafordnungen des 18. Jahrhunderts wurden durch gemäßigte Gesetze ersetzt. Kirchliche Vertreter wurden aus Strafverfolgung und Verurteilung ausgeschlossen. Die Unterschichten entwickelten eigene Sexualethiken, die sich von der Freizügigkeit der Oberschicht stark unterschied, denn in den materiell benachteiligten Teilen der Bevölkerung war eine funktionierende Ehe für den Lebensunterhalt zentral: Gesundheit, Bildung und Unterbringung konnten nur gemeinsam erreicht bzw. erhalten werden. Prostitution, alkoholische Exzesse oder sexuelle Gewalt wurden moralisch geächtet. In der Mittel- und Oberschicht begannen Frauen, verbriefte Rechte in der Regelung von Ehe und Haushalt einzufordern, die ihren Ehemännern bereits zustanden. Um nach den revolutionären Umwälzungen und den Napoleonischen Kriegen die innere Ordnung nicht zu destabilisieren, begannen Bürokratien das Problem von Abtreibung oder Kindesmord durch gesetzliche Regelungen zu entschärfen, die jeder religiösen Rechtfertigung entbehrten. So wurde im Königreich Bayern ab 1813 ein Fötus vor der 7. Schwangerschaftswoche nicht als Mensch bewertet, der „Abgang der Leibesfrucht" war demnach keine Abtreibung, sondern höchstens eine Tötung, deren bewusste Herbeiführung durch gerichtliche Behörden nachgewiesen werden musste (Seidler 1993, S. 127). Homosexuelle Betätigung war bereits im von der Revolution beeinflussten *Codé pénal* entkriminalisiert worden. Im Vergleich zum vorrevolutionären Absolutismus entfaltete sich in den Jahrzehnten nach 1815 zunehmend eine alle Schichten gleichermaßen betreffende staatliche Gesundheitsbürokratie. Diese wirkte durch Pockenschutzimpfungen, Hygienemaßnahmen und Verhaltensregeln auf das Leben der Menschen ein. Die ganz Europa erfassende Industrialisierung destabilisierte überkommene Herrschaftsstrukturen und religiöse Einflüsse weiter. Die Sexualität der Menschen avancierte, gerade aufgrund des Verlusts von transzendentalen und materiellen Sicherheiten, allmählich zur Privatsache. Ein erhebliches Problem blieben die Geschlechtskrankheiten, deren Übertragungswege nun bekannt waren. Die Prostitution wurde infolgedessen streng reglementiert, jedoch nicht wieder vollständig verboten. Auf dem Lande überdauerten humoralpathologische Weltbilder von der weiblichen Passivität, der Notwendigkeit des Maßhaltens bis zur Selbstverleugnung, die Kontrolle von Eheschließungen durch Familien und Dienstherren sowie die Allmacht des Hausvaters. Doch der gleichzeitige Anstieg der Illegitimenquote lässt erahnen, dass sich auch in ländlichen Kulturen die Macht- und Lebensverhältnisse zu ändern begannen. Das war auch deshalb möglich, weil die Menschen in Städte oder fremde Kontinente auswandern konnten. Den Bildungseliten fehlte noch eine wirkmächtige Theorie zur Deutung von Geschichte, Gegenwart und Zukunft, auch wenn der herrschenden Schicht wie auch den Kirchen das Monopol zur Interpretation und Moralisierung von Geschichte und Gegenwart bereits abhandengekommen war. Zugleich war der soziale Druck noch nicht in einem solchen Maße gegeben, dass sich schleichende Veränderungen ergeben konnten, die staatliche Autoritäten lediglich hinnehmen mussten, ohne steuernd eingreifen zu können.

Sexualitäten zwischen Befreiung und Begrenzung (1850 bis 2000)

Ab 1850 begann die Industrialisierung ganz Europa zu erfassen. Wanderungsbewegungen vom Land in die Stadt oder nach Amerika betrafen Millionen von Menschen. Religiöse Bindungen der traditionellen Kirchen verloren ebenso an Bedeutung wie ihre Vorstellungen von Moral oder die Hoffnung auf ein besseres Leben erst im Jenseits. Sozialreformer und Philosophen spekulierten über eine bevorstehende Revolution, durch die der ungebremste Kapitalismus mittels einer staatlich kontrollierten Wirtschaftsform ersetzt werden sollte. Diese würde einhergehen mit einer Neuordnung der sexuellen Verhältnisse, die von Zwang und Abhängigkeit gelöst würden. Ihre Breitenwirkung sollten diese marxistischen Konzepte aber erst ab den 1880er Jahren entfalten. Sie waren beeinflusst von einer neuen Deutung der Erdgeschichte, die 1859 durch den Arzt Charles Darwin mit dem Buch *Origin of Species* veröffentlicht wurde. Die darin geäußerte Idee der natürlichen Selektion verhieß das Konzept einer prinzipiellen Gleichwertigkeit aller Organismen, was die religiös begründete Sonderrolle des Menschen im Naturgeschehen konterkarierte und zugleich standesrechtliche Vorrechte aus wissenschaftlicher Sicht unrechtmäßig erscheinen ließ. Auch die Vertreterinnen der Frauenbewegung schöpften aus Darwins Untersuchungen Argumentationsmaterial für ihren Kampf. Dies galt ebenso für die sich am Ende des 19. Jahrhunderts formierenden Angehörigen sexueller Minderheiten. Zugleich begünstigten Darwins Untersuchungen Befürchtungen, wonach die jeder natürlichen Entwicklung enthobene Gegenwart anstelle einer Evolution eher eine Degeneration begünstige. Auch eine naturwissenschaftlich begründete biologische Ordnung bedurfte gesellschaftlicher Verhaltensmaßregeln. Parallel zur Rezeption Darwins – und beeinflusst durch seine Schriften – entfiel die Notwendigkeit der Existenz eines höheren Wesens für bislang unerklärliches Naturgeschehen. In der Medizin entfaltete sich ein neues Weltbild, das auf Kausalität setzte. Sinnbildlich hierfür stehen die Zellenlehre Rudolf Virchows oder die Bakteriologie Robert Kochs bzw. Louis Pasteurs. Zeitgleich zur Durchsetzung eines

© Springer Fachmedien Wiesbaden GmbH, ein Teil von Springer Nature 2020
F. G. Mildenberger, *Sexualgeschichte*, essentials,
https://doi.org/10.1007/978-3-658-27848-9_5

naturwissenschaftlichen Weltbildes mit seinen quasi-demokratischen Möglichkeiten vollzog sich der Triumph des Nationalstaates. Damit wurde insbesondere in Deutschland die Grundlage für einen neuen Blick auf die Geschichte gelegt, in der sexuelle Verhaltensweisen als Abgrenzung zum Ausland oder als Betonung des eigenen nationalen Charakters eine nicht unbedeutende Rolle spielten. Für Homosexuelle hatte diese Besinnung auf vorgeblich „nationale" Traditionen verheerende Folgen: anstelle der Liberalität des napoleonischen *Codé pénal* trat der Paragraph 175 StGB, der gleichgeschlechtliche Sexualität unter Strafe stellte. Abtreibung wurde ebenso generell mit dem Paragraphen 218 bestraft. Hinzu traten vielfältige Regelungen zum Vereins-, Ordnungs- und Presserecht, die einen freien Diskurs erschwerten. An die Stelle der mit dem Höllenfeuer drohenden Geistlichen waren Polizei und Justiz getreten, die zur Rechtfertigung ihres Handelns sich der naturwissenschaftlichen Medizin bedienten. Nervenärzte beurteilten „Päderasten" oder „Sodomiten", schlossen aus ihren sexuellen Interessen auf Geisteskrankheiten und ermöglichten Richtern, ihre Urteile wissenschaftlich zu begründen.

Dagegen wehrten sich Einzelne, beispielsweise der hannoverische Jurist Karl Heinrich Ulrichs, der homosexuelle Männer als quasi-Frauen im falschen Körper definierte (Kennedy 2001). Es gelang ihm zwar, eine Anzahl an Ärzten für seine Ideen zu interessieren, doch interpretierten diese Ulrichs' emanzipatorischen Ansatz zu einer Erklärung für die Krankhaftigkeit der Betroffenen um. Heute geläufige Begriffe existierten noch nicht, „Homosexualismus" wurde erstmals 1869 definiert, „Heterosexualität" folgte in den 1880er Jahren. Anthropologen wie der Italiener Paolo Mantegazza schilderten Idealvorstellungen männlicher und weiblicher Liebe bzw. das perfektionierte Leben der Partner in einer sich wandelnden Welt (Sigusch 2008). Für Frauen, die sich in den gesellschaftlichen Vorgaben von Keuschheit, Treue und Beschränkung auf den bürgerlichen Haushalt gefangen fühlten und darauf mit psychosomatischen Leiden reagierten, erdachten Nerven- und Frauenärzte das Krankheitsbild der Hysterie. Häufig wurde mit Hypnose, kalten Bädern und Ruhigstellung gearbeitet. Männer, die an den Herausforderungen der Industrialisierung scheiterten, z. B. indem sie als Manager oder Organisatoren im Dienstleistungsbereich versagten, wurde eine eigene Erkrankung zugeordnet, die Neurasthenie bzw. Nervosität (Radkau 1998). Diese Leiden bedrohten insgesamt die seitens der nationalen Bürokratien, Kirchen und Ärzte beschworene strikte Trennung von Mann und Frau. Nervöse Männer verhielten sich unmännlich, nach bürgerlichen Rechten strebende „hysterische" Frauen schienen unweiblich zu sein. Überkommene Vorurteile gegenüber Juden wurden verwissenschaftlicht: aufgrund ihrer „Heimatlosigkeit" sowie der jahrhundertelangen Arbeit im Dienstleistungssektor oder dem ungesunden Leben im Getto seien Juden per se zu Schwäche, Unmännlichkeit und Nervosität disponiert (Hödl 1997).

Parallel vollzog sich in ganz Europa eine bislang unbekannte Popularisierung medizinischen bzw. naturwissenschaftlichen Wissens. Zuerst durch Angehörige der Homöopathie und Naturheilkunde, später durch Ärzte der Schulmedizin erfolgte die Publikation medizinischer Hausbücher, in denen Patienten nicht nur sich selbst Leiden diagnostizieren konnten, sondern auch Rat bei Leiden erhielten, die sie vor Ärzten, Priestern oder der Familie nicht erläutern konnten oder wollten, z. B. sexuelle Probleme, ungewollte Schwangerschaft oder Geschlechtskrankheiten. In den Ratgeberschriften wurde unter der Rubrik „Behebung von Unterleibsleiden" Abtreibungshilfe geboten (z. B. mit Hilfe von „Mutterduschen"). In den Großstädten, insbesondere im Umkreis von Garnisonen, gediehen Prostitution und andere Vergnügungsmöglichkeiten. Diese zu bekämpfen war ideologisch problematisch, stand doch das Soldatentum für die unbedingte Männlichkeit. So ging die Polizei in europäischen Metropolen ab den 1870er Jahren zu einer Art der Duldung über, die insbesondere in Berlin das Aufblühen einer homosexuellen Subkultur ermöglichte (Beachy 2014). Die zunehmende medizinische Bildung breiter Schichten und die zugleich weiter bestehenden gesetzlichen und gesellschaftlich-moralischen Restriktionen gegenüber sexuellen Abweichungen abseits der nachwuchsgenerierenden und ehestabilisierenden Heterosexualität ermöglichte es einer kleinen Zahl von Nervenärzten, große Bedeutung zu erlangen, beispielsweise Richard v. Krafft-Ebing, der anonymisierte Patientenbiografien in seinem Buch „Psychopathia sexualis" aneinander reihte, wodurch er Leser dazu ermunterte, ihre sexuellen Autobiografien an ihn zu übersenden. Anschließend erteilte Krafft-Ebing seinen Korrespondenzpartnern in der nächsten Auflage des Buches sexualmedizinische Diagnosen (Oosterhuis 2000). Je nach Land oder Rechtssystem bzw. den Interessen der Bürokratie existierten in Europa verschiedene Fluchtmöglichkeiten für materiell Begüterte: ungewollt schwangere Frauen der englischen Oberschicht reisten für Abtreibungen nach Paris, nach sexueller Freiheit strebende homosexuelle Männer und Frauen steuerten Unteritalien an.

Eine „Sexualwissenschaft" als eigenständige Disziplin existierte noch nicht einmal begrifflich, dies erfolgte erst in den Jahren nach 1900 in Berlin. Hier befand sich der Nukleus dieser neuen Disziplin. Ihre wichtigsten Vertreter waren Albert Moll, Albert Eulenburg, Iwan Bloch, Magnus Hirschfeld, Helene Stöcker, Max Marcuse oder Alfred Blaschko. Hirschfeld erlangte Bekanntheit durch erste empirische Studien 1903, die verdeutlichten, dass Homosexualität keineswegs nur bei Patienten von Nervenärzten auftauchte. Durch Befragungen mittels eines „psycho-biologischen Fragebogens" gelang es ihm, herauszuarbeiten, dass zwischen Hetero- und Homosexualität unzählige Variationen existierten. Sexualreform- und Frauenbewegung wirkten zusammen.

In Wien war es Sigmund Freud, der zur selben Zeit einen eigenen Schüler-
kreis aufbaute und die Psychoanalyse begründete: Die Träume des Patienten wurden vom Arzt als Ausdruck der unterdrückten Teile der Psyche wahrgenommen
und mit dem Patienten gemeinsam herausgearbeitet. Auf diese Weise ließen sich
psychische Probleme des erwachsenen Patienten verstehen und beheben, auch
wenn die Ursache in sexuell begründeten Traumata in der Kindheit lag. Durch
die Psychoanalyse wurde die Kindheit als sexualitätsfreier Raum entzaubert. All
diese Gelehrten begriffen sich als gesellschaftskritische Reformer und Anhänger
einer streng naturwissenschaftlichen Forschungsmethode. Sie waren allesamt nicht
an Kliniken oder Universitäten verortet, sondern agierten als Vertreter der prakti-
schen Medizin. Zwischen ihnen gab es deutliche Unterschiede, so trugen nicht alle
Hirschfelds Anstrengungen zur Entkriminalisierung des homosexuellen Begehrens
mit, aber sie waren sich einig in der Befürwortung von Sexualaufklärung, Entpathologisierung des Sexualdiskurses, Unterstützung der Frauenemanzipation und
in der Ablehnung von Genussgiften. Die „Sexualreform" wurde als Teil einer größeren „Lebensreform" begriffen – eugenische Gedankengänge lagen den Sexual-
forschern nie fern. Sie gründeten internationale Wissenschaftsorganisationen und
Zeitschriften, vernetzten sich in ganz Europa. Sie wirkten gesamtgesellschaftlich aufklärend, entspannten die Debatten zu Masturbation, Abtreibung, Prostitution, sexueller Aufklärung oder der Gleichberechtigung der Geschlechter in
der Ehe. Das gelang aber erst in dem Moment, als sowohl überkommene Vorstellungen zu Geschlechterrollen und Männlichkeit als auch die sie kontrollieren-
den staatlichen und moralischen Ordnungen durch den Ersten Weltkrieg massiv
an Einfluss eingebüßt hatten. Der Erste Weltkrieg unterschied sich nach Intensi-
tät, Dauer und Auswirkungen auf das Leben der Menschen in der Heimat völlig
von früheren Kampfhandlungen. Der Grabenkrieg führte bei Hunderttausenden
Soldaten zu schweren psychosomatischen Erkrankungen. Die Männer verloren
die Kontrolle über ihre motorischen Fähigkeiten („Kriegszitterer"). Andere erlitten
schwerste Verwundungen und viele Veteranen waren nicht mehr in der Lage, überkommene Männerrollen auszufüllen. Ihre Frauen und Töchter wiederum waren
zur Erwerbsarbeit gezwungen gewesen und hatten sich so Freiräume und Rechte
erkämpft, die sie nach 1918 nicht wieder aufgeben wollten. Die Kriegsnieder-
lage führte in Deutschland, Österreich, Ungarn, Bulgarien und der Türkei zum
Entstehen neuer, in bisherige ideologische Schablonen nicht passende politische
Bewegungen, deren Anführer nicht gewillt waren, sich von den ihrer Ansicht nach
gescheiterten moralischen Instanzen der Vorkriegsjahre sexualpolitische Vorgaben
machen zu lassen. Ähnlich verhielt sich die Situation in dem mit dem Friedens-
schluss unzufriedenen Italien. In allen europäischen Ländern folgte auf das Kriegsende eine mehr oder weniger folgenreiche Inflation, welche die Mittelschicht

radikalisierte, sowie ein aufgrund der Kriegskosten notwendiger Abbau der staat-lichen Kontrollen, wodurch sich in den Großstädten erhebliche sexuelle Freiheiten ergaben. Stattdessen investierte der Staat in eine Wohlfahrtsbürokratie, um die schlimmsten sozialen Probleme frühzeitig erkennen und bekämpfen zu können. In Paris und Berlin entfaltete sich ein Lebens- und Vergnügungsstil, bei der Männer und Frauen durch Kleidung und Auftreten die Geschlechtergrenzen bewusst über-schritten oder mit ihnen spielten (Marhoefer 2015).

Parallel setzte sich das Ideal der Schlankheit als Schlüssel für Gesundheit und ein glückliches Sexualleben durch. Die Sexualwissenschaft fand zu neuer Stärke. Als Zentrum für Interessierte aus aller Welt fungierte das „Institut für Sexualwissen-schaft" unter der Leitung von Magnus Hirschfeld in Berlin. Hier wurden umfängliche Studien zu Sexualproblemen durchgeführt, geschlechtsangleichende Operationen vorbereitet, Sexualaufklärung und Psychotherapie angeboten sowie – unter dem Deckmantel der Ehe- und Sexualberatung – Empfehlungen zur Empfängnisver-hütung gegeben. Die Umsetzung gesellschaftspolitischer Reformvorhaben gelang den europäischen Sexualreformern zu keiner Zeit – mit einer Ausnahme. In der aus Revolution und Bürgerkrieg hervorgegangenen Sowjetunion wurden die Abtreibung legalisiert, die Gleichberechtigung der Geschlechter zum Staatsziel erkoren, kirchlicher Einfluss auf die Erziehung der Jugend unterbunden, homosexueller Geschlechtsverkehr entkriminalisiert und die Aufklärung über Geschlechtskrank-heiten zentralisiert (Kon 1995). Allerdings führten Ärztemangel und die Abwehr-haltung muslimischer und christlich tief geprägter Bevölkerungsteile dazu, dass allenfalls in einigen Metropolen sich sexuelle Freiheit entfalten konnte, ehe im Zuge von forcierter Industrialisierung und der Ausweitung staatlicher Überwachung die genitalen Freiheiten 1933/1934 wieder abgeschafft wurden. Im übrigen Europa wurde ausgelebte Sexualität neben den nicht mehr stringent sanktionierten Ver-boten vor allem durch zwei Faktoren bedroht: das Verbot der Abtreibung, dessen Umgehung gesundheitlich problematisch war und dennoch in Deutschland jährlich bis zu 300.000 Mal erfolgte, sowie die andauernde Gefahr durch die unheilbaren Geschlechtskrankheiten. Anstelle der von Konservativen und Kirchen beworbenen Abstinenz, setzten sexuell aktive Europäer eher auf Kondome oder Spülungen. Der Einfluss der Glaubensgemeinschaften ging zurück. Christliche Lehren schie-nen für die Neuordnung von Staat und Gesellschaft auf sexualpolitischer Grund-lage keinen Halt mehr bieten zu können. Katholische Dogmatiker verwarfen ihrerseits die Eugenik als Eingriff in die göttliche Schöpfungsordnung. Sowohl nationalsozialistische als auch faschistische Strategen setzten auf eine Zurück-drängung des Einflusses der Religionsgemeinschaften und ermöglichten den von ihnen als wertvoll eingestuften Bevölkerungsteilen eine bessere sexuelle Entfaltung und Liberalisierung (Herzog 2005). Wer jedoch aus Sicht der totalitären Ideologen der nationalen Wiedergeburt im Wege stand, wurde gnadenlos verfolgt. Dies betraf homosexuelle Männer ebenso wie abtreibungswillige Frauen, Prostituierte (außer sie dienten Wehrmachtssoldaten zur Entspannung) oder diejenigen Menschen, denen eine Geisteskrankheit attestiert worden war. Auf sie warteten wahlweise Gefängnis, Straflager und/oder Unfruchtbarmachung. Wer gar als „Gewohnheitsverbrecher" eingestuft wurde, konnte im nationalsozialistischen Deutschland, aber auch in manchem Schweizer Kanton oder im sozialdemokratisch regierten Dänemark zwangskastriert werden. Nur in einem einzigen Fall kam es zu einer sich ergänzenden Koalition aus neu formulierten Glaubenslehren und nationaler Bewegung. Die Zionisten der 1920er Jahre stützten sich zwar auf die Lehren von Thorah, Haskala und Talmud, bedienten sich aber auch im Repertoire zeitgenössischer Theoretiker, die von einer Umwandlung sexueller Wünsche in produktive, staatstragende Tätigkeiten schwärmten. Nicht das Studium von religiösen Texten, sondern der Kampf ums nationale Dasein, gewonnen durch den „Muskeljuden", verkörperte das neue religiöse und ethnische Ideal. So wurde seitens der Zionisten der im Grunde antisemitische deutsche Philosoph Hans Blüher neu interpretiert (Nordheimer 2014). Dieser hatte männliche Jugendbünde als Kraftquell für den Aufbau einer neuen Nation benannt.

In Europa folgte auf den eugenischen Terror der Nationalsozialisten und ihren anfänglichen Siegeszug der Triumph der sexualpolitisch konservativen Alliierten. Sowohl in der „freien Welt" als auch im kommunistischen Ostblock kam es nach dem Kriegsende 1945 zu Bevölkerungsumsiedlungen, Entwurzelung, Verarmung und massivem Bedeutungsverlust vormaliger Autoritäten. Dies begünstigte eine erneute Hinwendung zu scheinbar konservativen bzw. religiösen Werten. Dies bedeutete, dass staatliche Behörden mit oder parallel zu religiösen Autoritäten den Wert der heterosexuellen Kleinfamilie mit einem männlichen Oberhaupt bewarben. Für Frauen war eine selbstständige Erwerbstätigkeit nur dann gestattet, wenn der Arbeitskräftemangel dies verlangte. Sexualaufklärung wurde reduziert, Jugendliche unter familiäre und staatliche Aufsicht gestellt, sexuelle Variationen pathologisiert und kriminalisiert, Abtreibung verboten und Prostitution verfolgt. Begünstigt wurde die Überhöhung von Keuschheit, Autoritätsglaube und Familie durch neue Errungenschaften in der Medizin: Antibiotika nahmen den Geschlechtskrankheiten ihren Schrecken, Tuberkulose konnte geheilt werden und Vitaminpräparate eliminierten Mangelerkrankungen. Der wirtschaftliche Wiederaufstieg verhinderte die Entstehung neuer politischer Radikalismen im Westen, während im Ostblock ein Überwachungsstaat Opposition und Subversion im Keim erstickte. Um das Privatleben zu entspannen und den Menschen Rückzugsmöglichkeiten bieten zu können, begannen sozialistische Staaten im Rahmen der Entstalinisierung in den 1950er Jahren, Abtreibung zu entkriminalisieren, Sexualaufklärung in der Schule zu verankern und die Freikörperkultur zu fördern. Prostitution aber blieb offiziell verboten. Im Westen wurde der Kinsey-Report – siehe hierzu das US-Kapitel – rezipiert, doch blieb seine Bedeutung marginal im Vergleich zur Wirkung marktorientierter Unternehmer (z. B. Beate Uhse) bzw. Strategen der pharmazeutischen Industrie, die eine Entspannung des sexuellen Klimas herbeiführten (Heineman 2011). Trotz offizieller Ablehnung war der voreheliche Geschlechtsverkehr durchaus verbreitet (Herzog 2005).

Die Einführung der Antibabypille 1960 sowie ihre zunehmende Verbreitung ab 1964 befreite Frauen europaweit von der Furcht einer ungewollten Schwangerschaft, wodurch sich eine Vielzahl von psychosomatischen Leiden in Luft auflöste (Staupe und Vieth 1996). Zeitgleich begann die inoffizielle Duldung der Abtreibungspraxis. Die Entkoppelung von sexuellem Genuss und Reproduktion begünstigte gesamtgesellschaftliche Emanzipationsprozesse, von denen insbesondere die jüngere Generation profitierte. Als Dänemark 1963 die Pornografie entkriminalisierte, überfluteten dänische Pornofilme und -hefte den europäischen (Schwarz)markt. Neuartige Jugendzeitschriften boten Sexualberatung, z. B. die *Bravo* (Sauerteig 2010). Dies alles trug zur Destabilisierung der bestehenden sexuellen Ordnung in Europa bei. Die sich in der zweiten Hälfte der 1960er Jahre entfaltende Studentenbewegung forderte – bisweilen im Rückgriff auf psychoanalytische Autoren – eine völlige Entkrampfung sexueller Verhaltens- und Lebensweisen. Breite Bündnisse aus wissenschaftlichen und gesellschaftlichen Eliten mahnten Reformen an. So erfolgten in ganz Europa sukzessive Liberalisierungen: homosexueller Geschlechtsverkehr wurde entkriminalisiert, die Abtreibung gestattet, Prostitution nicht mehr wie im bisherigen Umfang verfolgt, der Zugang zu Verhütungsmitteln erleichtert und die pathologisierenden Definitionen aus den Diagnose-Manualen und Krankheitsverzeichnissen entfernt. Eine neue Schwulen- bzw. Frauenbewegung nahm Gestalt an. Insbesondere Feministinnen hinterfragten kritisch sexuell aufgeladene Machtkonstrukte in Gesellschaft, Arbeitswelt und Familie.

In dieser Zeit wurde, ausgehend von Frankreich, eine neue Sicht auf die Geschichte und Praxis von Sexualitäten präsentiert. Der Historiker Michel Foucault stellte die Analyse des Diskurses über Sexualität in den Mittelpunkt (Eribon 1991). Er arbeitete heraus, welche staatlichen Institutionen zu welcher Zeit mit welcher Intention Sexualitäten instrumentalisierten, um Kontrolle über Gesellschaften zu gewinnen. Foucault bezweifelte zum Einen, dass die Akkumulation von Wissen zu sexueller Emanzipation führe, und stellte zum Anderen in Abrede, dass die Angehörigen der „Disziplinarmacht Medizin" in der Lage waren, Sexualität unbefangen zu erforschen. Auch wurden die analytischen Konzepte von Sigmund Freud und Wilhelm Reich wiederentdeckt und für die philosophische Hinterfragung der menschlichen Sexualität im Wandel der Zeit verwendet. So modifizierte sich die Sexualwissenschaft dahin gehend, dass der Einfluss von Ärzten sukzessive zurückging. Dies wurde noch begünstigt durch den Ausbruch von AIDS in den 1980er Jahren, als sich Foucaults für die Vergangenheit analysierten Zwangsmechanismen in der Gegenwart zu wiederholen schienen, als Ärzte und Politiker gemeinsam Ideen zur Bekämpfung der Betroffenen – und weniger der Krankheit selbst – ventilierten.

Die Krankheit AIDS veränderte zu Beginn der 1980er Jahre das sexualpolitische Klima in ganz Europa (Herzog 2011, S. 177; Reichert 2018). Eine Entspannungsphase von wenigen Jahren war ab 1970/1972 auf die Jahrzehnte von Unsicherheit, Verfolgung und Pathologisierung gefolgt. Sexualpolitische Gruppen hatten sich etablieren können und sexuelle Freiheit wurde als integraler Bestandteil des Westens begriffen. Zwar hatten wirtschaftliche Probleme im gesamten nichtkommunistischen Europa seit Ende der 1970er Jahre zugenommen und konservative Politiker hatten sich bemüht, eine „geistig-moralische Wende" zu beschwören, aber erst das Aufkommen von AIDS ermöglichte den Erfolg einer sexualpolitischen Gegenbewegung. AIDS betraf zunächst scheinbar ausschließlich Drogenabhängige und Homosexuelle – und somit gesellschaftliche Außenseiter, gegen die ein moralischer Kordon gelegt werden konnte. Die Krankheit war nicht heilbar, die Übertragungswege zunächst nicht klar und die Folgen der Infektion sowie die Unterscheidung zwischen „HIV-positiv" und „AIDS-krank" noch unsicher. Infolgedessen schürten Vertreter von Glaubensgemeinschaften und konservative Politiker ein Klima der Angst, wonach eine Zurückdrängung von Sexualität aus Öffentlichkeit, Gesellschaft, Medien, Städten und insbesondere Schulen erfolgen müsse. Hiergegen verwahrten sich Politiker der Ende der 1970er Jahre europaweit erstarkten ökologischen Bewegungen und der politischen Linken. Sexualwissenschaftler verbündeten sich ihrerseits mit reformorientierten Kräften in Psychoanalyse, der Ärzteschaft und den Gesellschaftswissenschaften, um dem gesellschaftlichen „Rollback" entgegenzuwirken. Umfängliche Untersuchungen zum Sexualverhalten verschiedener Altersgruppen und innerhalb sexueller Variationen wurden durchgeführt und so eine Art europäisches Pendant zum Kinsey-Report geschaffen. Dieser Schwenk hin zu soziologischen Forschungsmethoden ging einher mit einem Rückzug der Sexualwissenschaft aus genetischen, molekularbiologischen und endokrinologischen Forschungsanstrengungen. Die Sexualwissenschaftler veränderten ihren Standpunkt von einer forschenden zu einer beobachtenden Position. Die Suche nach den Ursachen für menschliches Sexualverhalten wurde aufgegeben – stattdessen verwandelten sich die Wissenschaftler in Ratgeber von Gesellschaft, Medien, Bürokratie und Politik.

Ende der 1980er Jahre brach die sozialistische Staatenwelt zusammen. Dies führte zu einer sexualpolitischen Zweiteilung Europas. Während im „Westen" sich die Sexualpolitik weiter entspannte, auf Einvernehmlichkeit basierende sexuelle Beziehungen jeder Art entkriminalisiert wurden, sexuelle Variationen

(z. B. Transsexualität) Entpathologisierung erfuhren und die Emanzipations-
gruppen ihrerseits auf eine breite soziale Reform der Gesellschaft verzichteten
und auf Integration – Stichwort „Homo-Ehe" – setzten, vollzog sich im ehe-
maligen Ostblock eine etwas andere Entwicklung. Hier drängten die jahrzehnte-
lang aus öffentlicher und sexualpolitischer Debatte fern gehaltenen religiösen
Autoritäten ins Zentrum von Diskussionen und forderten zum Wohle des Volkes
und seiner moralischen Verfassung eine Rücknahme sexualpolitischer Freiheiten.
Bisweilen verbündeten sich politische Parteien und Kirchenvertreter, z. B. in
Polen (Katholizismus) oder Russland (Orthodoxie). Sexuelle Minderheiten
benötigten fast ein Jahrzehnt, um ihre Position zumindest in den übrigen Ländern
zu stabilisieren. Einige Staaten nutzten hingegen die Implementierung sexualpolitischer Freiheitsrechte, um sich als Teil eines freien Europas zu empfehlen
(z. B. Estland oder Tschechien). Eine Verkomplizierung der Debatten um sexuelle
Freiheiten und ihre identitätsstiftenden Rolle für den „Westen" ergab sich im
21. Jahrhundert mit dem verstärkten Auftreten des radikalen Islams. Dieser
„Kampf der Kulturen" ist in vollem Gange und die Deutungshoheit über Sexualität spielt dabei eine entscheidende Rolle.

Sexualitäten in (Nord)Amerika

6

Lange bevor die ersten Europäer um 1500 nach Amerika gelangten, hatten sich dort bereits komplexe Staatswesen oder zumindest strukturierte Stammesgesellschaften entwickelt. In den Reichen der Azteken, Maya und Inka nahmen Frauen als Priesterinnen oder Schamaninnen hohe gesellschaftliche Positionen ein, doch war hierfür notwendig, dass sie in die oberste gesellschaftliche Schicht hineingeboren wurden und keusch lebten (Abbott 2000, S. 187). Männer agierten vermutlich häufiger als Leitpriester und vor allem an der Staatsspitze. In den großen Metropolen wie Tenochtitlan oder Cuzco existierten Vergnügungsbezirke, die sich nicht sehr von denen unterschieden, die es im antiken Pompeji gegeben hatte. Auch in Mittel- und Südamerika unterschied sich die Gestalt sexueller Beziehungen je nach Bevölkerungsschicht. Die Stammesgesellschaften Nordamerikas verfügten in ihrer Kultur über eine besondere Wertschätzung für diejenigen Mitglieder des eigenen Volkes, die sich im falschen Körper wähnten. Den „two-spirits" („Zweigeist", aus der Sprache der Anishinabe übertragen) wurden magische und heilkundliche Fähigkeiten attestiert. Die genauen Inhalte ihres Wirkens sind unklar. Denn die ersten Forschungsberichte über Hochkulturen in Mittel- und Südamerika oder Stammesgesellschaften der Prärie verfassten sendungsbewusste Priester bzw. an der Bedeutung von sexualisierten Aspekten der lokalen Kultur uninteressierte Seefahrer aus Spanien, Portugal oder Frankreich. Nach der Eroberung der indigenen Reiche wurden zahllose Kulturgüter vernichtet, viele Indigene starben an den von Europäern eingeschleppten Seuchen und das Wissen um die eigene Geschichte und Gesellschaft ging rasch verloren. In Nordamerika führte der Krieg der Siedler und US-Army (bzw. kanadischen Armee) ab der Mitte des 19. Jahrhunderts dazu, dass ursprüngliche Siedlungsgebiete verloren gingen und somit auch die in der Natur befindlichen heiligen Orte. Missionierung und Zwang zur Sesshaftigkeit zerstörten die Bezugspunkte

F. G. Mildenberger, *Sexualgeschichte,* essentials,
https://doi.org/10.1007/978-3-658-27848-9_6

zur eigenen Kultur, sodass beispielsweise die letzten „two-spirits" Mitte des
20. Jahrhunderts von ihren eigenen Angehörigen ausgegrenzt wurden (Williams
1986; Roscoe 1998).

Die ab 1610/1620 die Ostküste besiedelnden Engländer waren in ihrer über-
wiegenden Mehrheit Puritaner (D'Emilio und Freedman 1988). In ihrer Theologie
war ständig von „Liebe" die Rede, doch wurde darunter die entkörperlichte Verehrung
Gottes verstanden. Jede Form gelebter Sexualität abseits von Ehe und Kinderzeugung
wurde verdammt und die Priester vergaßen nie am Ende jeder Predigt zu erwähnen,
dass der Sündenfall des einzelnen Gemeindemitgliedes die gesamte Gemeinschaft
ins Verderben stürzen würde. Dies sollte die wechselseitige Überwachung garantierten, doch alsbald sorgten Kontakte zu den indigenen Völkern, die Abgeschiedenheit
der einzelnen Siedlungen und der Wunsch, sich in jeder Hinsicht vom Mutterland
zu emanzipieren, dafür, dass die Einhaltung der sexualpolitischen Vorgaben nach-
ließ. Zudem führte das enge Zusammenleben zu einer frühzeitigen Konfrontation
des Nachwuchses mit Sexualität, sodass die nachfolgenden Generationen bereits
mit einem neuartigen Verständnis sexueller Handlungen aufwarten konnten. Immer
neue Wellen an Einwanderern veränderten die ursprünglichen Gemeinschaften,
beständige Kriege mit Indigenen oder Franzosen führten Soldaten ins Land, was
ebenfalls die sexuelle Ordnung aufweichte. Ab etwa 1730 gaben die puritanischen
Geistlichen den Kampf gegen Unsittlichkeit, Masturbation, Bigamie, Prostitution
und gleichgeschlechtliche Vergnügungen außerhalb der eigenen Gemeinden auf
und beschränkten sich auf die Überwachung ihrer nächsten Umgebung (Godbeer
2002, S. 37). Dies führte zu einem Aufblühen sexueller Subkulturen in den Städten,
aber auch im Grenzgebiet zu indigenen Völkern, die in krassem Widerspruch zu den
europäischen Moralvorgaben standen. Dies änderte sich alles mit der amerikanischen Unabhängigkeitserklärung, denn jetzt fungierten Verstöße gegen kirchliche
und weltliche Regelungen nicht mehr als Widerstand gegen die englische Krone,
sondern waren schlicht Straftaten. Eine Duldung kam nicht mehr infrage, allerdings
bemühten sich die Gründungsväter, religiöse Implikationen aus dem Strafgesetzbuch
zu entfernen. So wurde beispielsweise die bislang im Rückgriff auf die Bibel mit der
Todesstrafe sanktionierte Homosexualität zum gewöhnlichen Vergehen herabgestuft.
Jedoch organisierten Priester, Sheriffs, Lehrer und besorgte Bürger gemeinsam ein
System der Kontrolle, „prudery" genannt. Die weibliche Jungfräulichkeit bzw. Entsexualisierung der Frau und aller unverheirateten Menschen wurde als zentrales
nationales Kulturgut begriffen. Dies hatte zur Folge, dass sexualpolitisch engagierte
Männer und Frauen sich zu Gemeinschaften abseits der Städte zusammenschlossen,
z. B. in der „Oneida-Community" im Staat New York (Wayland-Smith 2016). Hier
wurde mit freier Liebe, aber auch Eugenik experimentiert. Die Einwanderungswellen
des 19. Jahrhunderts führten dazu, dass die Kontrollsysteme in den Städten sukzessive

zerfielen. Im „Wilden Westen" dauerte es bis zum Beginn des 20. Jahrhunderts, dass eine Kontrolle sexueller Märkte allmählich gelang. Bis dahin waren die Territorien jenseits des Mississippi auch sexuell „wildes Land", ausgenommen dort wo christliche Glaubensgemeinschaften und Sekten (Mormonen) die Gesellschaft dominierten. Eine Sondersituation existierte bis in die 1860er Jahre in den Südstaaten. Hier verbündeten sich Plantagenbesitzer, Kirchengemeinden und lokale Bürokratien, um ein Verbot von Prostitution, Abtreibung und Ehebruch durchzusetzen, wobei ein Ventil für überschäumende Lust freigehalten wurde: der sexuelle Verkehr mit Sklaven. Ähnlich verhielt sich die Situation in den britischen und spanischen Kolonien der Karibik, aber auch in Brasilien. Nach dem Verlust dieser Fluchtmöglichkeit und angesichts einer sich radikal entfaltenden Industrialisierung setzte in den Großstädten der USA eine Art sexueller Anarchie ein, von der ausschließlich Männer profitierten. Eine Emanzipation von Frauen war weder in bildungspolitischer noch sexueller Hinsicht vorgesehen. Hierauf reagierte die aufstrebende Mittelklasse mit einer Überhöhung der Liebesheirat, um so arrangierten Ehen entgegenzuwirken. Parallel entfalteten sich in den Metropolen sexuelle Subkulturen und Dienstleistungen jeder Art, darunter auch die Möglichkeit zur Abtreibung. Rund um „Dance Halls" gelangten Zufallsbekanntschaften zu „Kissing and Petting" (Spurlock 2016, S. 48).

Ähnlich wie in Europa wurden medizinische Denkmodelle zu weiblichen oder männlichen Unzulänglichkeiten (Hysterie/Nervosität) diskutiert. Auch in Nordamerika bildete sich eine Lebensreform heraus, jedoch mit stark sexualfeindlichen Zügen, wofür beispielsweise der Name John Harvey Kelloggs steht, der in ausgelebter Sexualität eine Gefährdung der Gesundheit sah. Seit der Jahrhundertwende entwickelte sich in den USA eine starke Bürokratie, deren Vertreter eine Zerstörung der sexuellen Subkulturen forcierten und dies häufig mit hygienischen Notwendigkeiten begründeten. Vergnügungsbezirke wurden geschlossen, Prostitution weitgehend flächendeckend im gesamten Land untersagt, das Abtreibungsverbot vollstreckt und der Alkoholkonsum massiv bekämpft. Auch wenn die Prohibition scheiterte, wurde in ihrem Windschatten ein effektives Kontrollsystem etabliert, das mit Hilfe von Spitzeln, „aufmerksamen Bürgern" und einer zunehmend weniger korrupten Polizei die Fluchtmöglichkeiten für an sexuellen Normen uninteressierten Amerikaner reduzierten. Parallel erfolgte eine generelle Einführung des sexuellen Schutzalters von 16 Jahren, das Verbot der Darstellung von Nacktheit in der Öffentlichkeit (Statuen, Bilder), und 1920 sorgte ein „Clean Book Bill" für die Unterdrückung jeder Form von Sexualaufklärung (Semonche 2007, S. 18). Gleichzeitig aber formierte sich eine feministische Sexualreformbewegung, die trotz des Verbots von Verhütungsmitteln Sexualaufklärungskurse anbot. Federführend war hier die Krankenschwester Margaret Sanger. Die Weltwirtschaftskrise 1929–1932 führte zu einer Verarmung und Entwurzelung von Millionen Amerikaner aller

Hautfarben. Die öffentliche Ordnung zerfiel, die Kontrolle der Sexualitäten ebenso. Selbst in Hollywoodfilmen wurde Nacktheit zugelassen. Eine radikale Änderung der Sexualpolitik erfolgte im Zweiten Weltkrieg. Unter dem Vorwand der nationalen Sicherheit wurden Sperrbezirke eingeführt und im öffentlichen Diskurs der Mythos der arbeitswilligen und exklusiv zum Wohl des Landes emanzipierten Frau sowie des aufopferungsvollen Mannes beschworen. Medizinische Fortschritte wie die Antibiotika erleichterten die Durchsetzung einer neuen sexuellen Moral. Nach Kriegsende wurde der weiße heterosexuelle Mittelklassemann mit seiner Kleinfamilie im Vorstadtreihenhaus zum nationalen Ideal verklärt, während der effeminierte Mann, die maskuline Frau und der bildungshungrige Afroamerikaner als aus der Rolle gefallene und tendenziell kommunistische Feinde des guten Amerikas dargestellt wurden. Der 1947 gegründeten Central Intelligence Agency (CIA) fiel gemeinsam mit dem Federal Bureau of Investigation (FBI) die Rolle zu, echte oder vermeintliche Kommunisten zu verfolgen. Darunter wurden explizit sexuell indifferente oder nach sexueller Emanzipation strebende Bürger verstanden. Mitten in dieses Klima aus Überwachung und Angst fiel 1948 die Veröffentlichung einer empirisch abgesicherten Studie über das sexuelle Verhalten des Mannes aus der Feder des Entomologen Alfred C. Kinsey (D'Emilio und Freedman 1988, S. 285). In den nach ihm benannten „Kinsey-Reports" räumte er mit Vorurteilen und falschen Vorstellungen gleichermaßen auf: es zeigte sich, dass gleichgeschlechtliche Kontakte häufig waren und bis zu einem Drittel der männlichen Bevölkerung damit Erfahrungen hatte, aber dies nicht zwingend zur Ausbildung einer homosexuellen Identität führen musste. Sex vor der Ehe oder Masturbation waren weit verbreitet, gerade auch in den Gebieten, die als „bible belt" bekannt waren. Das zum Nationalmythos überhöhte Leben der Siedler und Landbevölkerung war, auch das zeigte der Kinsey-Report, häufig mit Gewalt, innerfamiliären Sexualkontakten sowie dem Ventil des intimen Verkehrs mit Pferden und Kühen verbunden. Etwa 17 % der nordamerikanischen Männer sammelten erste Koituserfahrungen mit Tieren (Bollinger 2011, S. 29). Kinseys Veröffentlichungen – 1953 folgte eine Studie zum sexuellen Verhalten der amerikanischen Frau – begünstigten die Aufnahme eines Diskurses über sexuelle Realitäten (Kinsey et al. 1948, 1953). 1952 trat der Weltkriegsveteran George W. Jorgensen an die Öffentlichkeit und avancierte als „Christine Jorgensen" zur ersten offiziellen Transsexuellen (Meyerowitz 2002). 1955 thematisierte die Schriftstellerin Grace Metalious in der Novelle „Peyton Place" die geduldete und weit verbreitete Praxis der Abtreibungen innerhalb der um vordergründige sexuelle Reinheit bemühten amerikanischen weißen Mittelklasse. Im Kontext der Bürgerrechtsbewegung der 1960er Jahre wurden jedoch alsbald auch die sexuellen Unterdrückungsmechanismen innerhalb der amerikanischen Gesellschaft benannt. Die Niederlage im Vietnamkrieg beschädigte den Nimbus des soldatischen und moralisch überlegenen amerikanischen Mannes nachhaltig. Hinzu trat die allgemeine Verfügbarkeit von Pornografie unter dem Label der Meinungsfreiheit, ermöglicht durch die Penetranz von Larry Flint oder Hugh Hefner. 1965 wurde Besitz und Vertrieb von Verhütungsmitteln entkriminalisiert.

Ende der 1960er schließlich folgte die Emanzipationsbewegung der Homosexuellen, die einher ging mit einer zunehmenden Entkriminalisierung sexueller Verhaltensweisen in amerikanischen Bundesstaaten. 1973 entschied der Supreme Court (Roe vs. Wade), dass die Abtreibung zu entkriminalisieren sei. Dieser Beschluss beflügelte die Etablierung einer neuen Frauenbewegung, die landesweit aktiv wurde und ethnische und soziale Grenzen überwand (Ehmsen 2008). In den nächsten Jahren folgten u. a. aufgrund erfolgreicher Lobbyarbeit weitere Gesetzesreformen zur Ehescheidung und dem Vereinsrecht. Unangetastet blieb aber das Verbot der Prostitution. Unterstützung erhielten die Gegner einer vielen Amerikanern zu radikal erscheinenden weiteren sexuellen Befreiung zügig von Feministinnen, die hofften, den Tatbestand der Vergewaltigung effektiver verfolgen zu können. Dieses Tabu hatte erstmals 1975 Susan Brownmiller wirkmächtig mit ihrem Buch „Against our will" thematisiert. Anfang der 1980er Jahre begünstigte jedoch das Aufkommen der Droge Crack eine verstärkte polizeiliche Überwachung aller sexuellen Subkulturen. Schließlich sorgte AIDS für eine „moral panic" innerhalb der amerikanischen Öffentlichkeit. Die Unheilbarkeit der Krankheit, deren Übertragung allein auf sexuelle Kontakte reduziert wurde, begünstigte eine erneute Bewerbung von Treue und Jungfräulichkeit. Mächtige Interessensorganisationen setzten die Heraufsetzung des Schutzalters in vielen Bundesstaaten durch, was dazu führte, dass die Begriffe „Kinder" und „Jugendliche" verschmolzen wurden. Sexueller Verkehr von und mit nicht volljährigen Personen wird seither mit drakonischen Strafen belegt. Dies symbolisiert die Redewendung „16 will get you 20" (Cocca 2006, S. 15), wonach Sex mit einer 16 jährigen den Mann für 20 Jahre ins Gefängnis bringe. Sexualaufklärung wurde vielfach zurückgefahren und auf die Vermeidung von ungeschützten Geschlechtsverkehr reduziert. Gegen das Schweigen der Behörden zu AIDS, die Gleichgültigkeit vieler Menschen und die Wiederauferstehung von Vorurteilen formierten sich neue Gruppen, z. B. „Act up", die gegen Vorurteile und für eine umfassende Sexualaufklärung stritten.

In den 1980er Jahren wurde die menschliche Sexualität als Forschungsthema auch an den amerikanischen Universitäten relevant. Der Historiker George Mosse wirkte wegweisend durch seine 1985 erschienene Studie über das Zusammenwirken von Staat und Sexualität. Das bereits zehn Jahre früher erschienene Werk James Steakleys über die sexuelle Emanzipationsbewegung in Deutschland beflügelte nun auch Forschungen zu dieser Thematik (Steakley 1975). Am Ende des

Jahrzehnts begann der Siegeszug der Theorien von Judith Butler, die auf die Trennung von Gender (soziales Geschlecht) und Sex (biologisches Geschlecht) abzielen
und die Dekonstruierbarkeit von Begriffen, Zuordnungen und Wissen behaupten
(Butler 1990). Auch die Konzepte Michel Foucaults wurden breit rezipiert.

Eine erhebliche Veränderung des Sexualdiskurses erfolgte Ende der 1990er
Jahre durch die Bereitstellung von Medikamenten, die das HI-Virus wirkungs-
voll in Schach halten. Zeitgleich gelangte mit Viagra eine Arznei auf den Markt,
die es Männern erlaubt, ihre Männlichkeit quasi auf Knopfdruck zu beweisen
und so ihre angeschlagene Position im Wettstreit der Geschlechter zu behaupten.
Die zunehmende allgemeine Verfügbarkeit von Informationen durch das Internet ermöglichte einerseits die Verbreitung von Sexualaufklärung und Wissen
über Informations- und Beratungsstelle für Opfer sexueller Gewalt, verschaffte
aber auch andererseits den Gegnern sexueller Befreiung ein unbegrenztes
Spielfeld für Provokationen oder Kampagnen. Ausgehend von den USA und im
Kontext der von ihnen erklärten „Kampf gegen den Terrorismus" avancierten zu
Beginn des 21. Jahrhunderts sexuelle Freiheit und insbesondere die Rechte von
Frauen, Homosexuellen oder Transgender zum Inbegriff westlicher Überlegenheit gegenüber „rückständigen" und zumeist muslimisch geprägten Staaten in
Asien oder Afrika. Sexuelle Freiheiten sind in den USA heute größtenteils auf
die Metropolregionen beschränkt und denjenigen vorbehalten, die es sich mate-
riell leisten können, dort zu leben. Die ethnische Herkunft – 50 Jahre früher
noch von hoher Bedeutung – ist in diesem Zusammenhang nahezu bedeutungs-
los geworden. In Mittel- und Südamerika dominieren weiterhin gesellschaftliche
Wertvorstellungen, die stark auf die heterosexuelle Kleinfamilie ausgerichtet sind.
Abtreibung ist häufig verboten, die Rechte sexueller Minderheiten werden kaum
geachtet. Hinzu tritt die Rechtsunsicherheit aufgrund von bürgerkriegsähnlichen
Zuständen im Kampf gegen Drogenkartelle (Mexiko, Brasilien, Kolumbien).

Sexualitäten in Afrika, Asien und Ozeanien

Lange bevor sich in Europa ein erstes Staatswesen entwickelte, gab es bereits funktionierende Königreiche mit eigenständiger Bürokratie im Zweistromland, Indien oder China. Dort waren Religionen und damit verbundene philosophische Systeme für die Entwicklung einer Sexualpolitik bzw. der Sexualitäten verantwortlich.

In den verschiedenen Teilreichen in China gab es drei, das Sexualleben der Menschen bestimmende Lehren: Daoismus, Konfuzianismus und Buddhismus. Die Synthese der Lehren beinhaltete einen Gegensatz zwischen Frau (yin) und Mann (yang), wobei die Frau auf den Haushalt, Treue, Zurückhaltung und Ehe festgelegt war, während Geistes- und Körperkraft den Männern vorbehalten war. Konkubinen konnten Teil des vom männlichen Oberhaupt geleiteten Haushalts sein (Frühstück 2000; Faure 1998). Die Buddhisten eröffneten noch die Perspektive der Erleuchtung durch Askese, wobei diese nicht lebenslang ausgeübt werden musste. Sex störte die Erleuchtung, aber innerhalb der Ehe zur Zeugung von Nachkommen avancierte er zu einem quasi-religiösen Akt. Auch im Buddhismus wurde der weibliche Körper als mehr mit Fehlern behaftet gesehen als der männliche (Faure 1998). Alle Systeme zielten auf die Stabilisierung der Familien ab, die als Keimzelle eines funktionierenden und hierarchischen Staatswesens angesehen wurden. Der Medizin kam hierbei die Rolle zu, Kinderlosigkeit zu verhindern, die Technik der Akupunktur durfte überschäumende Temperamente besänftigen. Grundsätzlich sollte das „qi" (Energie, Kraft) kontrolliert und nur zum Zwecke (re)produktiver Maßnahmen genutzt werden. Prostitution gab es in den Metropolen der verschiedenen Reiche zu allen Zeiten, doch wurde sie allenfalls geduldet bzw. durch Korruption ermöglicht. Abtreibung galt als Beispiel für die Schwächung der Familie und war deshalb untersagt. Darüber berichten sowohl offizielle Quellen, die sich als archäologische Beweisstücke (Schrifttafeln, Rollen) erhalten haben, als auch die wenigen privaten Überlieferungen, die die Zerstörungsorgien der maoistischen Kulturrevolution überstanden haben (Wilkinson 2017).

F. G. Mildenberger, *Sexualgeschichte,* essentials,
https://doi.org/10.1007/978-3-658-27848-9_7

Ein wirklicher Sexualdiskurs fand in China erst ab den 1920er Jahren in den Städten mit großen Häfen statt, wobei Gelehrte, Journalisten und Politiker stark vom Westen beeinflusst waren. Erstmals fanden Begriffe wie „Homosexualität" oder „Emanzipation" Eingang in die chinesische Sprache. Die große Zahl an Geschlechtskrankheiten und die Verbreitung von Drogenkonsum begünstigten die Unterstützung der Regierung für Aufklärungskampagnen. In der Zeit des Kommunismus war für sexuelle Variationen abseits der Heterosexualität lange Zeit kein Platz vorgesehen. Die Emanzipation der Frau spielte eine wichtige Rolle. Im Rahmen politischer Säuberungen, insbesondere der Kulturrevolution der 1960er Jahre, waren Anklagen über sexuelle Verfehlungen häufig. Dem kommunistischen Tugendterror war schwer zu entkommen: Abtreibungen waren lange verboten, Sexualaufklärung wenig verbreitet und die ständige Überwachung durch Angehörige und Nachbarn zerstörte Intimitäten. Die Mangelwirtschaft mit dem Fehlen von Verhütungsmitteln, aber auch Entspannungsmöglichkeiten begünstigte eine Versteinerung der sexuellen Verhältnisse. Dies änderte sich durch die wirtschaftspolitischen Reformen zu Beginn der 1980er Jahre. Es folgte die Entkriminalisierung von sexuellen Variationen, und die offizielle Ein-Kind-Politik beinhaltete die Freigabe der Abtreibung, aber auch den Zwang dazu. Nach der Jahrtausendwende passte China seine Sexualpolitik an westliche Maßstäbe an, wobei man sich offenbar an den USA orientiert: Prostitution ist verboten und sexuelle Freiheit bezieht sich ausschließlich auf Erwachsene.

Auf dem indischen Subkontinent spielte die ambivalente Götterwelt des Hinduismus eine wichtige Rolle, um so einerseits Normen für ein geordnetes Sexualleben aufzustellen und andererseits genügend Fluchtmöglichkeiten zu offerieren. So wurde Gott Shiva als Vaterfigur und männlicher Krieger verehrt, doch ist er auch schmuckbehangen und fungiert als Schutzherr der Prostituierten. Gottheiten zeugten viel Nachwuchs, bevorzugt außerhalb ehelicher Verbindungen. Doch die Freiheiten waren im Diesseits weitgehend Männern vorbehalten, die über ihre – zumeist durch familiäre Arrangements zugeordneten – Ehefrauen absolut herrschten, ihr Vermögen kontrollierten und die Frauen zu tugendhaftem Verhalten sowie Kinderreichtum verpflichteten. Kinderlosigkeit wurde als Schuld der Ehefrau interpretiert und eine Zweitfrau war in diesem Fall zugelassen. Um das Liebesleben zu perfektionieren, dienten die „Verse des Verlangens" (Kamasutra) aus dem dritten Jahrhundert, die in 7 Büchern die perfekte Form des Liebesspiels aufschlüsselten (McConnachy 2007). Hier spielten tantrische Traditionen hinein, die dem Sexualakt eine religiöse Bedeutung verliehen. All diese Möglichkeiten und Begrenzungen erfolgten kastenspezifisch, d. h. bereits zum Zeitpunkt der Geburt war der Mensch für eine bestimmte Rolle im Diesseits festgelegt. Prostitution war in den großen Städten gegeben. Das gesamte Sexualleben wurde von der auf

Wiedergeburt fixierten religiösen Lehre bestimmt. So kam der Einhaltung sittlicher Normen eine zentrale Rolle zu. Hierbei konnten Meditationsübungen und Yoga hilfreich sein. Sexuelle Interessen insgesamt wurden als angeboren und unveränderlich gesehen. Hermaphroditen („Hijras") erfuhren Verachtung, sie wurden mit dem Begriff „pandaka" belegt, das man als „quer zur sexuellen Norm" übersetzen könnte (Nanda 1990; Cabezon 2017, S. 337). Für sie war in den Kasten insgesamt kein Platz vorgesehen, ebenso wenig für männliche Prostituierte.

Dieses komplexe Netz aus sozialen, religiösen und kulturellen Verhaltensweisen sah sich im 19. Jahrhundert einer ungeahnten Herausforderung ausgesetzt. Die sich entfaltende englische Kolonialherrschaft setzte auf eine Trennung zwischen den als rückschrittlich angesehenen Indern und der imperialen Macht. Indern wurde in ihrer Gesamtheit Unsittlichkeit und ein Hang zu Geschlechtskrankheiten unterstellt, wogegen die überlegene Kolonialmacht mit Segregation und Hygienekampagnen reagieren müsse (Levine 2003). Verheerende Niederlagen gegen die britische Armee nötigten die indischen Eliten zu einem Bruch mit der eigenen Geschichte und einer Auseinandersetzung mit den Erfolgen des westlichen Gesellschaftsmodells. Dies mündete in einer Übernahme englischer Moralvorstellungen und Gesetze, wodurch Prostitution, gleichgeschlechtlicher Verkehr, Transgender, Vielehe und tantrische Traditionen zügig verworfen wurden. Stattdessen wurden die moralischen Ideale des viktorianischen Zeitalters (eheliche Treue, Kleinfamilie, Verbot sexueller Aufklärung) importiert. Auch nach der Unabhängigkeit Indiens blieben beispielsweise homosexuelle Handlungen strafbar und wurden als gemeinschaftsgefährdend in Presse und Politik diffamiert. Vergewaltigungen sind häufig, Homosexualität wurde erst 2018 entkriminalisiert und „Hijras" in ihrer Existenz 2014 anerkannt. Etwas anders verhielt sich die Situation in Südostasien in buddhistisch geprägten Ländern. Hier entfaltete sich seit den 1950er Jahren im Windschatten von Vietnamkrieg, Armut und der Korrelation einheimischer und westlicher Schönheitsideale eine auf Prostitution basierende Sexualkultur, die das Image ganzer Länder (Thailand, Kambodscha) prägte.

Doch nicht nur die hinduistische und buddhistische Welt geriet durch den steigenden Einfluss europäischer Mächte ins Wanken. Insbesondere eine Religion, die wie keine andere über Jahrhunderte gleichzeitig als politische Macht auftrat, sah sich im 19. Jahrhundert mit dem Niedergang der eigenen Welt konfrontiert: der Islam.

Entstanden auf der arabischen Halbinsel, konzipiert von dem Propheten Mohammed und machtpolitisch genutzt von seinen direkten Nachfolgern, beruht der Islam auf den im Koran beschriebenen Maximen sowie den Deutungen späterer Religionsgelehrter (Chebel 1997; Hibri und Habti 2006; Bauer 2011). Am Schnittpunkt zwischen christlicher, jüdischer und persischer Welt entstanden, flossen Überlegungen aus diesen Religionen in den Koran ein. So wurde die Vertreibung aus dem Paradies der Bibel entnommen und daraus die niedere Stellung der Frau abgeleitet. Sie war verschleiert, unterstand dem Mann, war ihm in der Ehe verbunden, die von wechselseitiger Wertschätzung bestimmt war und nach Möglichkeit nicht geschieden werden sollte. Dem Mann stand das Recht auf mehrere Frauen offen (auch intergenerationell). Die Ehe galt als Schlüssel, um ein sündhaftes Leben zu vermeiden, doch der Weg dorthin war strengen Regeln unterworfen. Sex in der Ehe oblag keinen Beschränkungen, solange das Ziel der Nachwuchszeugung gewahrt blieb. Der Koran benennt die Fortpflanzung als Pflicht, doch war der Coitus interruptus ebenso gestattet wie die Unterbindung der Schwangerschaft bei Sklavinnen – denn dies minderte ihren Wert. Abtreibung war nicht ausdrücklich verboten, wenn die Ehefrau sich vor dem Eingriff scheiden ließ. Die Heirat sollte möglichst früh, noch in der Adoleszenz erfolgen. Frauen mussten als Jungfrauen den Bund der Ehe eingehen. Für Zölibat und Askese war im Koran kein Platz vorgesehen, allenfalls in einigen Sekten. Als medizinisches Denkmodell überdauerte die antike Säftelehre, die darauf abzielte, die Menschen zu einem gemäßigten Leben zu erziehen. Vergewaltigungen wurden mit Peitschenhieben bestraft. Schlankheit galt nicht als Ideal sondern deutete bei der Frau Krankheit an.

Innerhalb weniger Jahrzehnte nach dem Tode Mohammeds erreichten muslimische Heere und Missionare Nordafrika, Spanien und den Mittleren Osten. Alsbald gelangte der Islam auch nach Indien und Indonesien. Die Reichseinheit löste sich um 850 auf. Es folgten unterschiedliche Interpretationen des Korans bzw. Arrangements mit bestehenden lokalen Eliten und ihren Lebensweisen (Gugler 2014, S. 148–156). So wurde Prostitution in den Metropolen Nordafrikas, des Nahen und Mittleren Ostens zumindest geduldet. Homosexueller Verkehr war verboten, doch wurde häufig zwischen aktiver (geduldet) und passiver Rolle (verboten) unterschieden. Homosoziale Kontakte zwischen Männern waren üblich, ihre eventuelle sexuelle Komponente erfuhr keine Thematisierung. Doch auf den religiösen Mann warteten nach dem Tod nicht nur Jungfrauen, sondern auch „ghilmaan" – bartlose junge Männer von großer Schönheit (Stearns 2017, S. 72). In Südostasien vermengten sich überkommene hinduistische und buddhistische Sexualkulturen mit dem Islam. Als zentrales Element der Verhältnisse der Geschlechter untereinander wurde im Koran die Reinheit benannt, d. h. Sauberkeit vor Gott, Ehefrau und Ehemann waren notwendig. Die hierfür notwendigen Bäder (Hamam) erwiesen sich rasch als Orte gleichgeschlechtlicher Freuden.

Ab etwa 1500 vollzog sich noch einmal eine Art muslimische Reichseinheit, die allerdings nicht vom arabischen Kernland ausging sondern durch das Osmanische Reich vollzogen wurde. Dessen Autorität wurde bisweilen als

Fremdherrschaft aufgefasst, lokale Rechtsgelehrte und selbst berufene neue Propheten verhängten religiöse Strafen und die militärische Schwäche des Reiches im 18. Jahrhundert ermöglichte den Aufstieg von radikalen Sekten, z. B. der Wahabiten. Diese zielten auf eine rigorose Kontrolle des Sexuallebens ab und belegten sämtliche Verhaltensweisen abseits der Ehe mit drakonischen Strafen. Bereits das Ansehen anderer Frauen galt als Sünde, ebenso Oral- oder Analverkehr. Im Zuge der europäischen Expansionspolitik im 19. Jahrhundert gerieten immer größere Teile der traditionellen muslimischen Welt unter die Herrschaft christlicher Mächte. Dies schwächte die Macht religiöser Autoritäten. Die Überlegenheit der westlichen Schulmedizin bei der Bekämpfung von Seuchen oder der Vorbeugung von Krankheiten beschädigte das traditionelle Weltbild ebenfalls. Daraus resultierten Reformanstrengungen lokaler Eliten, die sich mit westlicher Bildung vertraut machten. Um sich von den Kolonialmächten abzuheben und zugleich die ethische Überlegenheit des Islams zu konstruieren, entfernten die Reformer alle Hinweise auf eine Toleranz gegenüber Frauen und sexuellen Minderheiten aus ihrem Programm und setzten auf eine „Wiederherstellung" von islamischer Ordnung, die es so niemals gegeben hatte. Sie ersetzten die bisherige Praxis der Nichtdefinition und Belassung von privaten Freiräumen durch eine rigorose Normierungspraxis, in der kein Platz für uneindeutiges Verhalten gegeben war (Bauer 2011, S. 294). Die Reformer ließen sich in ihrem Eifer weder von anderslautenden Überlieferungen noch der weiterhin geübten Toleranz in vielen Regionen beirren. Die gesellschaftspolitischen Reformen in der Türkei unter Mustafa Kemal Atatürk in den 1920er und 1930er Jahren drängten den Einfluss religiöser Gelehrter weiter zurück. Atatürks Politik wirkte zeitweise stilbildend auf viele islamische Länder, die im Laufe des 20. Jahrhunderts ihre Unabhängigkeit erlangten. Eine Sonderrolle nahm stets das wahabitische Saudi-Arabien ein.

Im Kontext der sexuellen Revolution im Westen verstärkten sich die Konzepte von Reinheit, Überhöhung von Jungfräulichkeit und sexueller Askese. Zugleich wurde Homosexualität als Inbegriff westlicher Dekadenz begriffen. Mit einer Rückbesinnung auf vergangene Traditionen hat dies wenig zu tun und zeugt eher von einem kaum zu kaschierenden Minderwertigkeitskomplex gegenüber der westlichen Welt. An einer wissenschaftlichen Erforschung islamischer Sexualitäten beteiligen sich Islamisten nicht. Diese setzte in den 1970er Jahren ein (Bouhdiba 1975) und erfuhr in den 1990er Jahren einen Aufschwung (Malti-Douglas 1991; hierzulande siehe Bauer 2011). Ähnlich wie die muslimische Welt wurde der afrikanische Kontinent im 19. Jahrhundert vom Westen quasi übernommen. Der Kontinent war über Jahrhunderte verschiedenen religiösen und machtpolitischen Einflüssen ausgesetzt, die darin gipfelten, dass bis zu 12 Mio. Afrikaner als Sklaven nach Amerika verschifft wurden und wahrscheinlich noch etwas mehr Menschen in den islamischen

Kulturraum verkauft wurden. Im Norden und Osten des Kontinents waren (und sind) islamische Einflüsse und Wertvorstellungen dominierend. Vor der Missionierung und Kolonisierung im 19. Jahrhundert gab es eine Vielzahl afrikanischer Königreiche, die zur Steigerung der eigenen Macht mit europäischen oder arabischen Mächten bei der Organisation des Sklavenhandels zusammenwirkten. Der „brain drain" durch den Sklavenhandel schwächte den Kontinent nachhaltig und trug zu seiner vergleichsweise reibungslosen Aufteilung durch die Kolonialmächte entscheidend bei. Die Stammesgesellschaften des Afrikas südlich der Sahara waren – folgt man den Reiseberichten und den Studien von Forschungsreisenden und Anthropologen – von der Idee geprägt, dass Naturgottheiten direkt ins Leben der Menschen eingriffen. Daher waren insbesondere alle Teile des Sexuallebens strengen Riten und Kontrollen unterworfen. Hierzu zählten Aufnahmerituale in den Kreis der Erwachsenen, Reinlichkeitsgebote und Verhaltensmaßregeln.

Sowohl die mehr oder weniger muslimisch geprägten Gesellschaften Nordafrikas und der Sahara sowie die südlich lebenden Völker sahen sich ab der Mitte des 19. Jahrhunderts einer Welle an Neuerungen ausgesetzt. Feindliche Truppen besetzten das Land, vertrieben viele Menschen, importierten neuartige Krankheiten und stürzten auf diese Weise die Autorität überkommener Traditionen. Christliche Prediger hatten südlich der Sahara zügig Erfolg und es gelang gerade denjenigen unter ihnen, die eine strikte Einhaltung von Sexualmoral und eine Überhöhung von Familie und Jungfräulichkeit bewarben, bei den indigenen Völkern erfolgreich zu missionieren. Dies begünstigte in allen afrikanischen Staaten die Entstehung neuer nationaler Eliten, die in der Kontrolle der Sexualitäten ein zentrales Herrschaftsinstrument sahen (Epprecht 2013). Frühere Bräuche, die eine sexuell aufgeladene Homosozialität beinhalteten, wurden sukzessive aus der neuen nationalen Geschichte getilgt. Stattdessen erfolgte insbesondere nach dem Aufkommen von AIDS eine den gesamten Kontinent erfassende sexualpolitische Eiszeit. Sexualaufklärung abseits der Bewerbung von Monogamie und Zeugen von Nachwuchs wurde verworfen, Homosexualitäten verfolgt und pathologisiert, Abtreibung abgelehnt und weibliche „westliche" Emanzipation als Fehler angesehen, auch wenn matriarchale Strukturen in den Familien überdauerten. AIDS wurde direkt als Strafe Gottes für unzüchtiges und sündhaftes Leben genannt (Epprecht 2013, S. 83).

Anders verhält sich die Situation in der Südsee. Hier waren die Sexualitäten der indigenen Völker im 18. Jahrhundert in den Fokus europäischer Forschungsreisender und Gelehrter gerückt (Wallace 2003). Das Paradies einer sexuellen Libertinage wurde beschworen: sexuell freizügige Frauen, effeminierte Männer und Nacktkultur (Murray 1992). Doch im 19. Jahrhundert trat der darwinistische Dünkel hinzu, wonach es sich bei den Einwohnern Tahitis, Hawaiis oder Neuseelands ausschließlich um degenerierte Individuen handle, die ihre Sexualität unkontrolliert auslebten und u. a. deshalb den sittenstrengen Europäern unterlegen seien. Die schriftlosen Kulturen wurden von christlichen Wanderpredigern und erst spät von Wissenschaftlern erforscht. Unter dem Druck von Missionierung und durch den Kontakt mit den militärisch überlegenen Entdeckern veränderten sich die lokalen Kulturen und so auch die Erinnerung daran. Relativ gesichert ist, dass die Menschen an Gottheiten glaubten, die direkt in das Leben eingriffen, z. B. als strafende Schlange, wenn sich Stammesmitglieder von Traditionen entfernten oder Inzest praktizierten. Die sexuelle Verschmelzung zwischen Mann und Frau wurde erstrebt, der Weg dorthin war jedoch mit unaussprechlichen Regeln verbunden – woraus sich das Wort „Tabu" ableitete. Wichtig waren Initiationsriten für junge Männer und Frauen, wodurch diese sich von Kindern zu vollwertigen Mitgliedern des Volkes wandelten. Die hiermit konfrontierten Europäer versuchten vergeblich, diese ihnen fremden Ereignisse mit ihren eigenen Wertvorstellungen in Bezug zu setzen. Erst in den 1990er Jahren setzte eine neue Erforschung pazifischer Sexualgeschichte, vorangetrieben durch Angehörige der entsprechenden Völker ein.

Die neosexuelle Gegenwart

Wie der Sexualforscher Volkmar Sigusch 2005 anmerkte, haben sich die Grenzen des Sexuellen und seiner Möglichkeiten seit den 1960er Jahren verschoben. An die Stelle immer neuer Pathologisierungen und gesetzlicher Restriktionen ist im Westen – mithin im europäisch-amerikanischen Kapitalismus – eine gewisse Entspannung getreten (Sigusch 2005). Vormals zentrale gesellschaftliche, religiöse oder moralische Vorgaben von Männlichkeit und Weiblichkeit haben sich modifiziert. Stattdessen bilden sich „Neosexualitäten" heraus: Metrosexuelle, selbstbewusste Transgender, schwule Väter, Asexuelle. Akteure entziehen sich ärztlichen Einflusses und verändern ihrer Körper selbst mittels Hormonen, Piercings oder Tattoos. Das Schlankheitsideal gerät unter Druck. Längst haben sich der Staat, aber auch die christlichen Kirchen, aus dem Kulturkampf der Sexualitäten zurückgezogen. Gesetzliche Verbote sind weitgehend entfallen, sogar die Ehe ist nun nicht mehr auf Mann und Frau beschränkt.

Aber zugleich zeichnen sich eine Reihe von Grenzen und Verboten ab, deren Entstehung und langsames Anwachsen zeithistorisch untersucht werden kann. So war das Ausleben von sexuellen Interessen stets an die Anonymität der Großstädte gebunden. Der fortschreitende Gentrifizierungsprozess hat jedoch in weiten Teilen New York Citys oder Londons dazu geführt, dass für Angehörige sexueller Minderheiten, die nicht über ein hohes Einkommen verfügen, kein Platz mehr ist. Die Verlagerung der Kontaktanbahnung ins Internet ging einher mit einer Kommerzialisierung – die Nutzung von Datingplattformen kostet Geld – und erhöhte die Gefahr der Überwachung durch Marktakteure oder staatliche Kontrollbehörden. Die Möglichkeiten der digitalen Bilderflut machen die vormals verbotene Nacktheit verfügbar, nehmen damit dem Sex aber auch jede Form von Einzigartigkeit und Überraschung und stellen zugleich Perfektionsideale auf, die kaum zu erfüllen sind (Dines 2010). Trotz scheinbarer Freiheiten

F. G. Mildenberger, *Sexualgeschichte,* essentials,
https://doi.org/10.1007/978-3-658-27848-9_8

bleiben Tabus, die sogar noch an Bedeutung gewinnen. Ausgehend von den USA ist die Entsexualisierung der Jugend – bei ihrer gleichzeitigen Überhöhung als Schönheitsideal (Gilman 1999) – weit vorangeschritten. Zugleich korreliert dieser Kampf um die Wahrung von „Unschuld" mit der Ideologie radikaler Anhänger des Islams, die zahlreich in den Westen drängen. Längst bekämpfen islamische Eiferer Nacktheit und frei gelebte Sexualität in westlichen Ländern. Dahinter scheint jedoch weniger die Berufung auf den Koran zu stehen als fragile Männlichkeiten und Furcht vor dem Verlust überkommener patriarchaler Vorrechte, die aufgrund der Möglichkeiten zu Emanzipation und Freiheit in der westlichen Welt erheblich unter Druck geraten sind. Die Überhöhung der sexuellen Freiheit des Westens im „Kampf gegen den Terror" hat auch dazu geführt, dass Angehörige sexueller Minderheiten jede Form von Systemkritik oder Opposition gegenüber einem neoliberalen Kapitalismus beendet haben. Anstatt die wirtschaftlichen und technologischen Entwicklungen in der digital geprägten Welt zu hinterfragen, beschränken sich Sexualwissenschaft, sexuelle Emanzipationsarbeit, Feminismus oder Geschlechterforschung auf Denkmodelle, die materielle Aspekte gänzlich ausklammern.

Neuerdings wäre hier die weltweit aus den USA importierte *Queer Theory* zu nennen, deren Ziel darin besteht, Homo- und Heterosexualitäten in Geschichte und Gegenwart aufzulösen, da diesen Kategorien immer ein Herrschafts- und Definitionsanspruch innewohne. Allerdings vermag die *Queer Theory* keine neuen Sicherheiten für sexuell Handelnde zu geben. Stattdessen werden alle sexuellen Betätigungen einem Generalverdacht der Ausnutzung von Machtgefälle ausgesetzt, was die Entstehung eines puritanisch anmutenden Denunziantentums begünstigt.

So bleibt sexuelle Freiheit ein Gut, das man sich leisten können muss. Auch muss man den Willen und die Energie haben, sich seine Rechte stets aufs Neue zu erkämpfen und stets die Argumentationen scheinbarer Verbündeter oder historischer Wegbereiter kritisch zu hinterfragen.

Was Sie aus diesem *essential* mitnehmen können

- Eine kurze Einführung in die Geschichte der Sexualitäten und ihrer Instrumentalisierung durch Religionen, politische Systeme und Meinungsmacher,
- eine Geschichte von Unterdrückung, Liberalisierung, Emanzipation und ein Blick auf die Gegenwart,
- Literaturhinweise zum Weiterlesen und Studieren.

© Springer Fachmedien Wiesbaden GmbH, ein Teil von Springer Nature 2020
F. G. Mildenberger, *Sexualgeschichte,* essentials,
https://doi.org/10.1007/978-3-658-27848-9

Literatur

Überblickswerke

Aldrich R (2006) Gay life and culture. A world history. Thames, London

Angelides S (2001) A history of bisexuality. Chicago University Press, Chicago

Berry R, Harris LM (2018) Sexuality and slavery. Reclaiming intimate histories in the Americas. The University of Georgia Press, Athens

Browning DS, Green MC, Witte J (2006) Sex, marriage, and family in world religions. Columbia University Press, New York

Buffington RM, Luibheid E, Guy DJ (2014) A global history of sexuality. The modern era. Wiley Blackwell, Cambridge

Clark A (2008) Desire. A history of European sexuality. Routledge, London

Cocca C (2006) Adolescent sexuality. A historical handbook and guide. Praeger, Westport

Cocks HG, Houbrook M (2006) Palgrave advances in the modern history of sexuality. Palgrave, London

Crawford K (2007) European sexualities 1400–1800. Cambridge University Press, Cambridge

D'Emilio J, Freedman EB (1988) Intimate matters: A history of sexuality in America. Harper & Row, New York

Eder FX et al (1999) Sexual cultures in Europe. National histories. Manchester University Press, Manchester

Eder FX (2002) Kultur der Begierde. Eine Geschichte der Sexualität. Beck, München

Eder FX (2018) Eros, Wollust, Sünde. Sexualität in Europa von der Antike bis in die Frühe Neuzeit. Campus, Frankfurt a. M.

Edwards L, Roces M (2000) Women in Asia. Tradition, modernity and globalization. University of Michigan Press, Ann Arbor

Epprecht M (2013) Sexuality and social justice in Africa. Rethinking homophobia and forging resistance. Zed Books, London

Faure B (1998) The red thread. Buddhist approaches to sexuality. Princeton Unviersity Press, Princeton

Floor W (2008) A social history of sexual relations in Iran. Mage Publishers, Washington, D.C.

© Springer Fachmedien Wiesbaden GmbH, ein Teil von Springer Nature 2020
F. G. Mildenberger, *Sexualgeschichte,* essentials,
https://doi.org/10.1007/978-3-658-27848-9

Gerhard U (2009) Frauenbewegung und Feminismus. Eine Geschichte seit 1789. Beck, München

Jütte R (1993) Geschichte der Abtreibung. Von der Antike bis zur Gegenwart. Beck, München

Karras RM (2012) Sexuality in medieval Europe. Doing unto others. Routledge, London

Katz JN (1995) The invention of heterosexuality. Dutton, New York

Masterson M, Sorkin-Rabinowitz N, Robson J (2015) Sex in antiquity. Exploring gender and sexuality in the ancient world. Routledge, London

Mildenberger FG, Evans J, Lautmann R, Pastötter J (2014) Was ist Homosexualität? Forschungsgeschichte, gesellschaftliche Entwicklungen und Perspektiven. Männerschwarm, Hamburg

Nachama A, Homolka W, Bomhoff H (2015) Basiswissen Judentum. Mit einem Geleitwort von Rabbiner Henry G. Brandt. Herder, Freiburg/B.

Nye R (1999) Sexuality. Oxford University Press, New York

Phillips KM, Reay B (2011) Sex before sexuality. A premodern history. Polity, Cambridge

Reyes RA, Clarence-Smith WG (2012) Sexual diversity in Asia, c. 600–1950. Routledge, London

Riddle JM (1992) Contraception and abortion from the ancient world to the renaissance. Harvard University Press, Cambridge

Ringdal NJ (2007) Die neue Weltgeschichte der Prostitution. Piper, München

Romesburg D (2018) The Routledge history of queer America. Routledge, New York

Sigusch V (2008) Geschichte der Sexualwissenschaft. Campus, Frankfurt a. M.

Sigusch V, Grau G (2009) Personenlexikon der Sexualforschung. Campus, Frankfurt a. M.

Stanton D (1992) The discourses over sexuality. From Aristotle to AIDS. University of Michigan Press, Ann Arbor

Stearns PN (2017) Sexuality in world history. Routledge, New York

Tucker J (1995) Gender and Islamic history. American Historical Association, Washington, DC

Verdon J (2011) Irdische Lust. Liebe, Sex und Sinnlichkeit im Mittelalter. Wissenschaftliche Buchgesellschaft, Darmstadt

Wiesner-Henks ME (2011) Gender in history. Global perspectives. Blackwell, London

Weitere und im Text verwendete Literatur

Abbott E (2000) A history of celibacy. Scribner, New York

Aldrich R (2003) Colonialism and homosexuality. Routledge, London

Allen AT (1991) Feminism and motherhood in Germany, 1800–1914. Rutgers University Press, New Brunswick

Ballhaus A (2009) Liebe und Sex im Mittelalter. Lübbe, Bergisch-Gladbach

Bauer T (2011) Die Kultur der Ambiguität. Eine andere Geschichte des Islams. Verlag der Weltreligionen, Berlin

Beachy R (2014) Gay Berlin. Birthplace of a modern identity. Alfred A Knopf, New York (deutsche Übersetzung: Das andere Berlin, 2015 erschienen)

Beccalosi C (2012) Female sexual inversion. Same-sex desire in Italian and British sexology, 1870–1920. MacMillan, London

Berger R (2003) Sexualität, Ehe und Familienleben in der jüdischen Moralliteratur 900–1900. Harassowitz, Wiesbaden

Bollinger G (2011) Sexualität mit Tieren (Zoophilie) – eine rechtliche Betrachtung. Schultheiss, Zürich

Bouhdiba A (1975) Sexuality in Islam. Routledge, London

Brownmiller S (1975) Against our will. Men, women, and rape. Simon & Schuster, New York

Butler J (1990) Gender trouble. Feminism and the subversion of identity. Routledge, New York (deutsche Übersetzung: Das Unbehagen der Geschlechter, 1991 erschienen)

Cabezon JI (2017) Sexuality in classical South Asian Buddhism. Wisdom, Somersville

Chebel M (1997) Die Welt der Liebe im Islam. Eine Enzyklopädie. Erotik, Schönheit und Sexualität in der arabischen Welt, in Persien und in der Türkei. Wissenschaftliche Buchgesellschaft, Darmstadt

Cleland J (1991) Die Memoiren der Fanny Hill. Heyne, München

Dabhoiwala F (2014) Lust und Freiheit. Die Geschichte der ersten sexuellen Revolution. Klett-Cotta, Stuttgart

Deane JK (2010) A history of medieval heresy and inquisition. Rowman & Littlefield, Lanham

Dines G (2010) Pornland. How porn has hijacked our sexuality. Beacon Press, Boston

Dinges M (2017) Sexualität in Deutschland (1933–2016). In: Stiftung Männergesundheit (Hrsg) Männergesundheitsbericht 2017. Im Fokus: Sexualität. Psychosozial-Verlag, Gießen, S 23–38

Ehmsen S (2008) Der Marsch der Frauenbewegung durch die Institutionen. Die Vereinigten Staaten und die Bundesrepublik im Vergleich. Westfälisches Dampfboot, Münster

Eribon D (1991) Michel Foucault. Eine Biographie. Suhrkamp, Frankfurt a. M.

Feki SB (2013) Sex and the citadel. Intimate life in a changing Arab world. Chatto & Windus, London

Frühstück S (2000) Von der Erfindung der „fernöstlichen Sexualität". Sexuelle Kulturen in Japan und China 1700–2000. In: Eder FX, Frühstück S (Hrsg) Neue Geschichten der Sexualität. Beispiele aus Ostasien und Zentraleuropa 17000–2000. Turia+Kant, Wien, S 11–40

Gay P (1999) Die zarte Leidenschaft. Liebe im bürgerlichen Zeitalter. Goldmann, München

Gilman S (1999) Making the body beautiful. A cultural history of aesthetic surgery. Princeton University Press, Princeton

Godbeer R (2002) Sexual revolution in early America. The Johns Hopkins University Press, Baltimore

Gosh D (2006) Sex and the family in colonial India. The making of an empire. Cambridge University Press, Cambridge

Gugler T (2014) Okzidentale Homonormativität und nichtwestliche Kulturen. In: Mildenberger F et al (Hrsg) Was ist Homosexualität? Forschungsgeschichte, gesellschaftliche Entwicklungen und Perspektiven. Männerschwarm, Hamburg, S 141–180

Harper K (2013) From shame to sin. The Christian transformation of sexual morality in late antiquity. Harvard University Press, Cambridge

Hawkes G (2004) Sex and pleasure in western culture. Polity Press, Malden

Heineman E (2011) Before porn was legal. The erotica empire of Beate Uhse. University of Chicago Press, Chicago

Hekma G (2000) Schwule Kultur in Europa vom 18. bis 20. Jahrhundert. In: Eder FX, Frühstück S (Hrsg) Neue Geschichten der Sexualität. Beispiele aus Ostasien und Zentraleuropa 17000–2000. Turia + Kant, Wien, S 209–235

Herzog D (2005) Die Politisierung der Lust. Sexualität in der deutschen Geschichte des 20. Jahrhunderts. Siedler, München

Herzog D (2011) Sexuality in Europe. A twentieth-century history. Cambridge University Press, Cambridge

Hibri A, Habti RM (2006) Islam. In: Browning DS, Green MC, Witte J (Hrsg) Sex, marriage and family in world religions. Columbia University Press, New York, S 150–225

Hiffe J (2006) The African AIDS epidemic. A history. James Currey, Oxford

Hödl K (1997) Die Pathologisierung des jüdischen Körpers. Antisemitismus, Geschlecht und Medizin im Fin de Siècle. Picus, Wien

Hunt A (1999) Governing morals. A social history of moral regulation. Cambridge University Press, Cambridge

Jagose A (2007) Critical ecstasy. Orgasm and sensibility in the memoirs of a woman of pleasure. SIGNS 32:459–482

Jerouschek G (1993) Mittelalter. Antikes Erbe, weltliche Gesetzgebung und kanonisches Recht. In: Jütte R (Hrsg) Geschichte der Abtreibung. Von der Antike bis zur Gegenwart. Beck, München, S 44–67

Jütte R (2003) Lust ohne Last. Geschichte der Empfängnisverhütung. Beck, München

Kennedy H (2001) Karl Heinrich Ulrichs. Leben und Werk. Männerschwarm, Hamburg

Kinsey AC, Pomeroy WB, Martin CE (1948) Sexual behavior in the human male. WB Saunders, Philadelphia

Kinsey AC, Pomeroy WB, Martin CE, Gebhard PH (1953) Sexual behavior in the human female. WB Saunders, Philadelphia

Kon I (1995) The sexual revolution in Russia from the age of the Czars to today. Free Press, New York

Lansing C (2005) Donna con donna? A 1295 inquest into female sodomy. In: Soergel PM (Hrsg) Studies in medieval and renaissance history, 3rd series, vol 2. Sexuality and culture in medieval and renaissance Europe. Scribner, New York, S 109–122

Laqueur TW (2004) Solitary sex. A cultural history of masturbation. Zone Books, New York (deutsche Übersetzung: Die einsame Lust, 2008 erschienen)

Levine P (2003) Prostitution, race, and politics. Policing veneral disease in the British empire. Routledge, New York

Lu W (2017) Women, gender, the family, and sexuality. In: Szonyi M (Hrsg) A companion to Chinese history. Wiley Blackwell, London, S 207–220

Malti-Douglas F (1991) Woman's body, woman's world. Gender and discourse in Arabo-Islamic writings. Princeton University Press, Princeton

Marhoefer L (2015) Sex and the Weimar Republic. German homosexual emancipation and the rise of the Nazis. Toronto University Press, Toronto

Mayor A (2014) The Amazones. The lives and legends of warrior women across the ancient world. Princeton University Press, Princeton

McConnachy J (2007) The book of love. In search of the Kamasutra. Atlantic Books, London

Metalious G (1955) Peyton place. Julian Messner, New York

Meyerowitz J (2002) How sex changed. A history of transsexuality in the United States. Harvard University Press, Cambridge

Mosse G (1985) Nationalism and sexuality. Respectability and abnormal sexuality in modern Europe. University of Wisconsin Press, Madison (deutsche Übersetzung: Nationalismus und Sexualität, 1985 erschienen)

Murray SO (1992) Oceanic homosexualities. Garland, New York

Nanda S (1990) Man nor women. The hijras of India. Wadsworth, Belmont

Nordheimer ON (2014) Eros and tragedy. Jewish male fantasies and the masculine revolution of Zionism. Academic Study Press, Boston

Oosterhuis H (2000) Stepchildren of Nature. Krafft-Ebing, Psychiatry, and the Making of sexual Identity. University of Chicago Press, Chicago

Pomeroy SB (1985) Frauenleben im klassischen Altertum. Alfred Kröner, Stuttgart

Radkau J (1998) Das Zeitalter der Nervosität. Deutschland zwischen Bismarck und Hitler. Propyläen, München

Reichert M (2018) Die Kapsel. AIDS in der Bundesrepublik. Suhrkamp, Berlin

Reyes RA (2014) Gender and sexuality in Southeast Asian history. In: Owen NG (Hrsg) Routledge handbook of Southeast Asian History. Routledge, London, S 246–256

Roper L (2007) Hexenwahn. Geschichte einer Verfolgung. Beck, München

Roscoe W (1998) Changing ones. Third and fourth genders in native North America. St. Martin's, New York

Sauerteig L (2010) „Wie soll ich es nur anstellen, ohne etwas falsch zu machen?" Der Rat der Bravo in Sachen Sex in den sechziger und siebziger Jahren. In: Bänzinger PP, Duttweiler S, Sarasin P, Wellmann A (Hrsg) Fragen Sie Dr. Sex! Ratgeberkommunikation und die mediale Konstruktion des Sexuellen. Suhrkamp, Berlin, S 123–158

Seidler E (1993) 19. Jahrhundert. Zur Vorgeschichte des Paragraphen 218. In: Jütte R (Hrsg) Geschichte der Abtreibung. Beck, München, S 120–139

Semonche JE (2007) Censoring sex. A historical journey through American media. Rowman & Littlefield, Lanham

Sigusch V (2005) Neosexualitäten. Über den kulturellen Wandel von Liebe und Perversion. Campus, Frankfurt a. M.

Silverblatt I (1987) Moon, sun, and witches. Gender ideologies and class in Inca and colonial Peru. Princeton University Press, Princeton

Spurlock JC (2016) Youth and sexuality in the twentieth-century United States. Routledge, New York

Staupe G, Vieth L (1996) Die Pille. Von der Lust und von der Liebe. Rowohlt, Berlin

Steakley JD (1975) The homosexual emancipation movement in Germany. Arno Press, New York

Usborne C (2007) Cultures of abortion in Weimar Germany. Berghahn, New York

Wallace L (2003) Sexual encounters. Pacific texts. Modern sexualities. Cornell University Press, Ithaca

Wayland-Smith E (2016) Oneida. From free love Utopia to the well-set table. Picador, New York

Wheeler-Reed D (2017) Regulating sex in the roman empire. Ideology, the Bible, and early Christians. Yale University Press, New Haven

Williams W (1986) The spirit and the flesh. Sexual diversity in American Indian cultures. Beacon Press, Boston

Wilkinson E (2017) How do we know what we know about chinese History? In: Szonyi M (Hrsg) A Companion to chinese History. Blackwell, London, S 11–27